Dr. Christiane Lentz/Dr. Alex Klubertanz

Knoblauch und Zwiebeln

Leckere Rezepte zur Stärkung der körpereigenen Abwehr

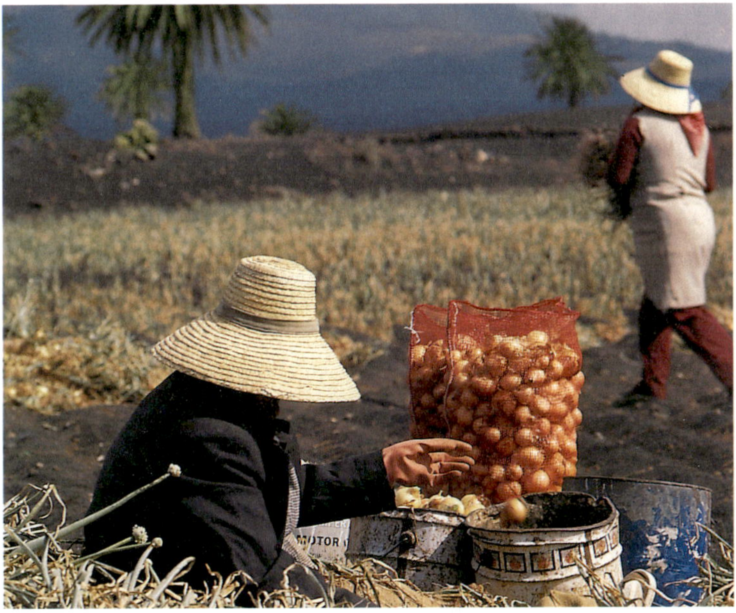

BELLAVISTA

Inhalt

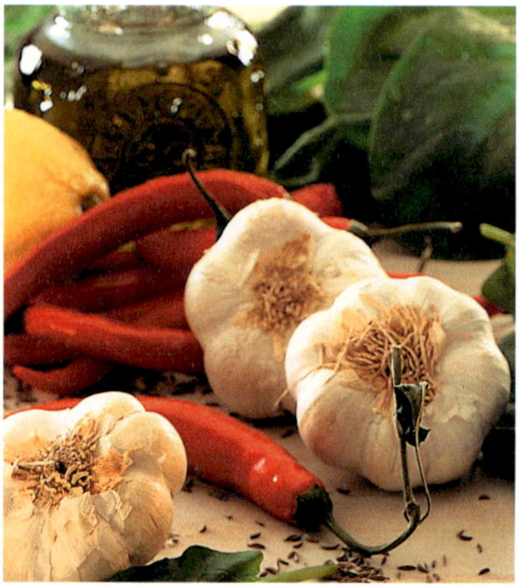

Würzig und gesund: Mit Knoblauch lässt sich nicht nur gut kochen, sondern auch wirksam heilen.

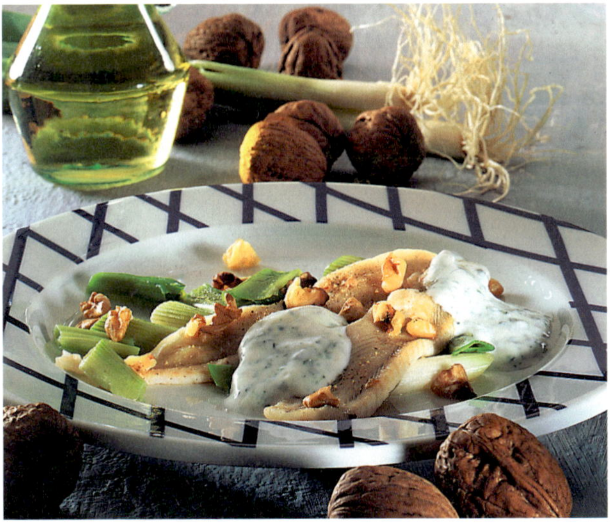

Auch Edelfisch wie Seezunge oder Hecht lässt sich mit Knoblauch oder Zwiebelgewächsen noch verfeinern.

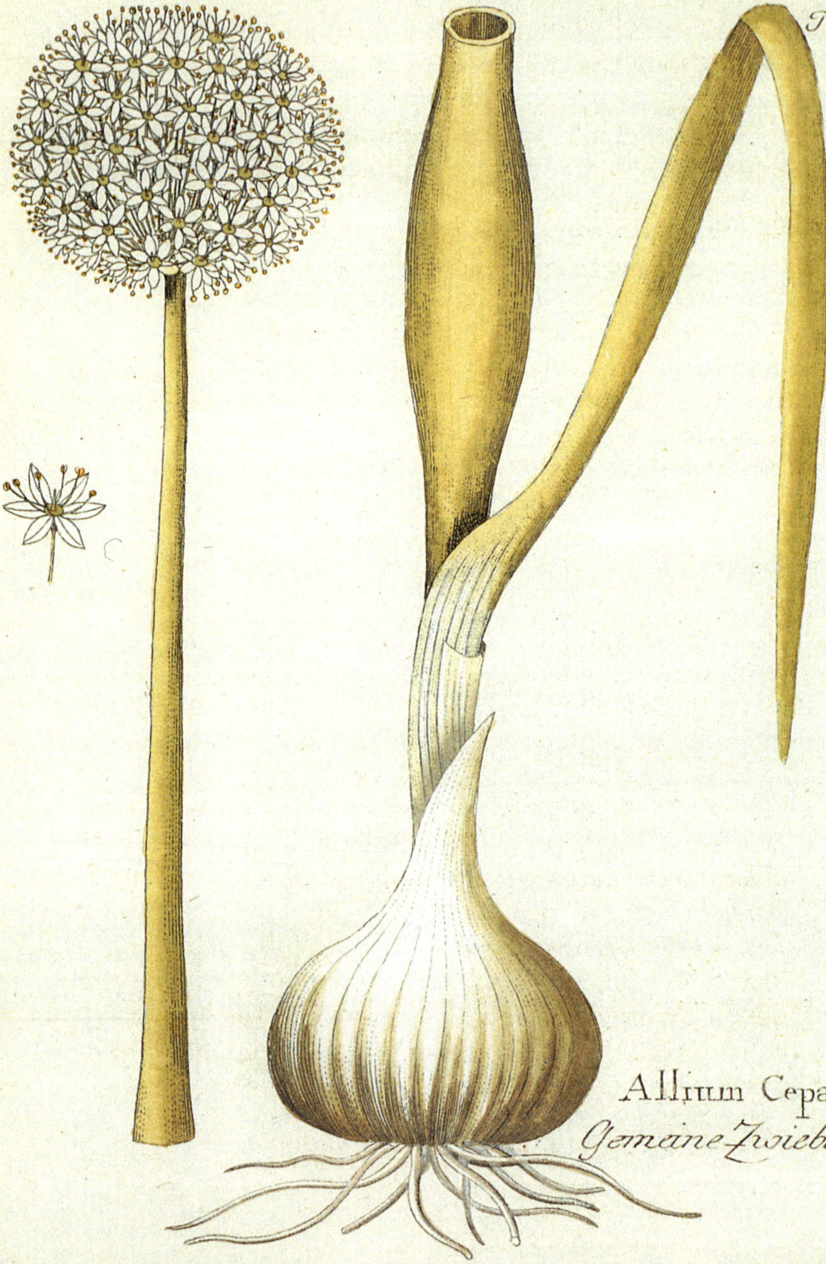

Allium Cepa.
Gemeine Zwiebel.

Zwiebeln in allen Sorten

Unsere Vorfahren hatten es nicht so leicht wie wir, die wir Zwiebeln und Knoblauch zu jeder Jahreszeit beim Gemüsehändler einkaufen können. Dennoch kannten bereits die Menschen der Steinzeit die Familie der Zwiebelgewächse und nutzten sie für ihren Speiseplan. Allerdings gab es damals nur die Wildzwiebel, aus der sich im Lauf der Jahrtausende die einzelnen Mitglieder dieser weit verzweigten Familie entwickelten.

Grundnahrungsmittel des Menschen

Die Forschung geht heute davon aus, dass Zwiebeln bereits vor der Entdeckung des Feuers auf dem Speiseplan der Menschen standen. Vermutlich wurden die saftigen Zwiebeln mit dem scharfen Geschmack schon damals wegen ihrer magensaftanregenden Wirkung geschätzt. Nachdem das Feuer auch zur Nahrungszubereitung nutzbar gemacht worden war, avancierte die Zwiebel vom reinen Appetitanreger zum festen Bestandteil der frühzeitlichen Küche. Sie wurde im Feuer gebraten, gekocht und später auch zu Saft verarbeitet.

Nach der Kultivierung der Zwiebelgewächse wurden neue Arten gezüchtet, man lernte sie zu lagern und sie auf diverse Arten zuzubereiten, wobei man auch ihre Heilkräfte entdeckte. Von Heilkundigen, Medizinmännern und schließlich Ärzten wurden Zwiebeln und Knoblauch bei den unterschiedlichsten Krankheiten als Heil-, Stärkungs- oder Vorbeugungsmittel eingesetzt.

Zwiebeln und Knoblauchgewächse wurden lange Zeit in ihren Verwendungsmöglichkeiten verkannt bzw. unterschätzt. Heute kennt man ihre Bedeutung als Nahrungs- und Heilmittel.

Eine Wildpflanze wird kultiviert

Die genaue Herkunft der Zwiebelgewächse ist nicht bekannt. Vermutlich liegt ihr Ursprungsgebiet in Zentralasien. Von dort aus breiteten sie sich allmählich in alle gemäßigten Zonen der Erde aus.

Neben ihrer praktischen Verwertung wurde der Zwiebel und dem Knoblauch mythische Wirkung zugeschrieben. So erhoffte man sich von ihrem Saft und Geruch eine Abschreckung von Geistern und Dämonen.

Sobald Menschen sesshaft wurden, versuchten sie sich an der Kultivierung der Zwiebel: In Babylonien wurden bereits um 4000 v. Chr. Zwiebeln angebaut. Auch bei der ägyptischen Bevölkerung standen zur Zeit des Pyramidenbaus Zwiebeln auf dem täglichen Speiseplan. Für die Bauern galten sie neben Brot als das wichtigste Nahrungsmittel. Sogar den Toten wurden Zwiebeln mit auf den letzten Weg gegeben: Geschnitzte Zwiebeln als Grabbeigaben sowie Fresken und Wandmalereien belegen dies. Zusätzlich steckte man Zwiebeln in Körperöffnungen, Augen und die Achselhöhlen der Toten, bevor man sie zu Mumien einbandagierte.

Das erste »Dopingmittel«

Die antiken Völker der Griechen und Römer verwendeten schon verschiedene Zwiebelsorten (weiße und rote) sowie Knoblauch in der Küche. Die Römer schätzten die Zwiebeln allerdings mehr als Gewürz und nicht so sehr als Gemüse. Der Überlieferung zufolge aßen die Athleten der ersten Olympiade in Griechenland vor den Wettkämpfen Knoblauch, um kräftiger, schneller und leistungsfähiger zu werden. Die Römer hatten die Zwiebel von ihren Eroberungsfeldzügen in Asien mitgebracht. Sie waren es auch, die diese Gewächse in Mitteleuropa einführten. Über eine lange Periode jedoch wurden sie nur in den Klostergärten kultiviert. Im Lauf der Zeit wurden sie allmählich auch in weltlichen Beeten – und später in Treibhäusern – heimisch.

Erste medizinische Anwendungen

In Ägypten bekamen die Sklaven beim Bau der Pyramiden Zwiebeln und Knoblauch gezielt zur Stärkung ihrer Gesundheit. Im »Papyrus Ebers«, einer heilkundlichen Schrift von ca. 1550 v. Chr., wird eine Vielzahl von Rezepturen mit Knoblauch beschrieben. Sie sollten u. a. gegen Kopfschmerzen, Herzbeschwerden und Wurminfektionen helfen. Im antiken Griechenland wurden Zwiebeln und Knoblauch schon einige Jahrhunderte vor unserer Zeitrechnung für eine gesunde Ernährung empfohlen, wie man den Schriften der Ärzte und Philosophen Hippokrates (etwa 460–377 v. Chr.), Aristophanes (etwa 445–385 v. Chr.) und Aristoteles (384–322 v. Chr.) entnehmen kann.

Die Zwiebel galt im alten Ägypten als Symbol des Mondes. Deshalb glaubte man auch in ihr eine aphrodisierende Wirkung zu erkennen. Außerdem vermutete man einen Zusammenhang zwischen der Einnahme der Zwiebel und der Fruchtbarkeit der Frauen.

Frühe Antibiotika

Insbesondere der Urvater der Ärzte, Hippokrates, war von der Heilkraft von Zwiebeln und Knoblauch überzeugt. Er setzte die Eigenschaft der Zwiebeln, durch ihre beißende Schärfe die Tränen zum Fließen zu bringen, zur Stärkung von Augen und Sehkraft ein. Auch die Römer bedienten sich der Heilkraft von Zwiebeln und Knoblauch: Plinius der Ältere (24–79 n. Chr.) kannte verschiedene Rezepturen mit den beiden Pflanzengruppen. Der römische Arzt Dioskorides (1. Jahrhundert n. Chr.) behandelte seine Legionäre bei Wurmbefall erfolgreich mit Knoblauch.

Im fernen Osten setzten chinesische Ärzte Zwiebeln in Form eines Aufgusses bei Fieber, Kopfschmerzen, Ruhr und Cholera ein. In Indien war bereits seit Jahrtausenden die antiseptische Wirkung von Knoblauch bekannt. Gezielt verwendeten die Inder Knoblauchzubereitungen zur Behandlung von Wunden und Geschwüren.

Vom Altertum zum dritten Jahrtausend

Im Mittelalter erfuhr die Zwiebel eine Aufwertung als Heilmittel: Sie wurde eingenommen zur Potenzsteigerung, zur Anregung der Nierenfunktion sowie bei der Bekämpfung von Cholera und Pest.

Nach der Antike wurden im Mittelalter viele Rezepturen zur Behandlung von Krankheiten mit Zwiebeln und Knoblauch entwickelt. Im 16. Jahrhundert galten Zwiebeln als das Heilmittel schlechthin bei Brandblasen, Wurminfektionen und Wassersucht.

In Frankreich entstand im 18. Jahrhundert ein – angeblich besonders wirksames – Mittel gegen eine damals dort grassierende Seuche: der »vinaigre des quatre voleurs«, ein vor allem aus Wein und Knoblauch angesetzter Essig, durch dessen Einnahme die Totengräber von der Seuche verschont blieben. Man kann diese Mischung noch heute in Frankreich erstehen.

Auch Louis Pasteur experimentierte mit Knoblauch und attestierte ihm 1858 eine antibakterielle Wirkung. Auf dieser Erkenntnis beruhte der Einsatz von Knoblauch bei Wundbrand im Ersten und Zweiten Weltkrieg.

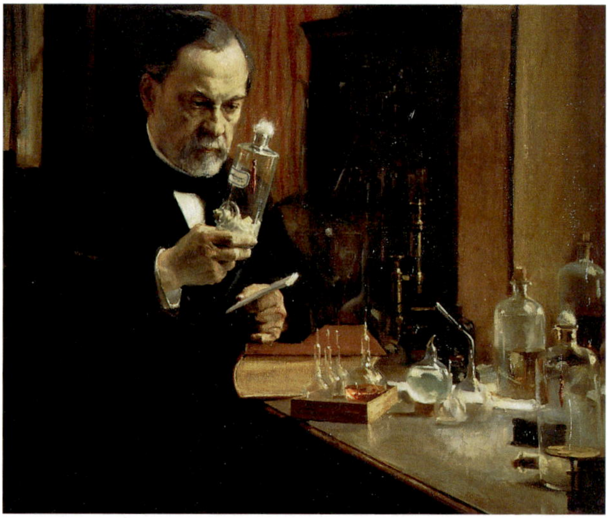

Louis Pasteur: Seine wichtigste Erfindung war die Haltbarmachung von Milch durch Erhitzen.

Die Vielfalt der Zwiebelgewächse

In älteren Botaniklehrbüchern wird man die Zwiebel und ihre Verwandten zumeist unter der Rubrik Liliengewächse (Liliaceae) finden. Erst in jüngster Zeit werden sie als eine eigenständige Gruppe systematisiert: die Familie der Zwiebelgewächse (Alliaceae). Sie umfasst über 300 verschiedene Arten und Unterarten.

Heutzutage sind die wenigen wild wachsenden Arten für den Speisezettel der Menschen kaum von Bedeutung; fast alle Zwiebelgewächse wurden kultiviert. Die angebotene Palette auf Märkten, in Supermärkten und Gemüseläden ist vielfältig und fast das ganze Jahr über erhältlich. Das größte Angebot findet man bei den Zwiebeln.

Die wachsende Bedeutung der Zwiebel zeigt die Weltproduktion, die zwischen 1984 und 1993 von etwa 24 auf 30 Millionen Tonnen gestiegen ist. Die Hälfte der importierten Zwiebeln kommt aus subtropischen Ländern mit Mittelmeerklima.

Zwiebeln

Es gibt derzeit weltweit über 100 verschiedene Sorten von Allium cepa: von der winzigen Silberzwiebel bis zur riesigen Gemüsezwiebel. Alle Sorten variieren in Größe, Form, Farbe und Geschmack. Der Grundbauplan ist jedoch allen gemeinsam. Der für uns wichtigste Teil steckt unter der Erdoberfläche und besteht aus vielen fleischigen, übereinander geschichteten Schalen. Zu Beginn jeder Vegetationsperiode treibt der Spross die so genannten Achselknospen im Inneren der Zwiebelknolle aus. Diese wachsen zur Oberfläche und bilden dann oberirdisch die langen röhrenförmigen Blätter, in deren Mitte sich der Stiel befindet. Am oberen Ende formt sich die meist sehr große runde Blütendolde.

Im Frühjahr ausgesäte Zwiebeln benötigen bei uns etwa 22 Wochen bis zur Reife, im Herbst ausgesäte bis zu

46 Wochen. Die Blütezeit der Zwiebeln dauert von Mai bis Juli. Freilandzwiebeln erntet man am besten von Juni bis September. Zwiebeln, die in einem heißen Sommer heranreifen, können bedenkenlos für vier bis fünf Monate gelagert werden. Ansonsten sollte man Zwiebeln kühl und trocken lagern (siehe den Abschnitt »Knollen auf Vorrat« Seite 32f.).

Rote Zwiebeln

Die roten Zwiebelsorten sind mild bis mäßig scharf und entwickeln einen leicht süßlichen Geschmack. Sie sind daher gut zur rohen Verarbeitung geeignet, beispielsweise in einem Salat. Sie werden auch gerne für die Zubereitung von Marinaden verwendet. Bei uns ist mittlerweile die italienische Long Red Florence sehr beliebt, die durch ihre schlanke, spindelartige Form auffällt und gut im eigenen Garten angebaut werden kann.

Gelbe Zwiebeln sind leider nicht besonders gut lagerfähig. Daher sollte man sich keinen zu großen Vorrat anlegen, sondern sie am besten immer frisch kaufen und dann möglichst innerhalb weniger Wochen verbrauchen.

Gelbe Zwiebeln

Die Vertreter der gelben Zwiebeln haben ihren Namen von ihrem leicht gelblich gefärbten Inneren und variieren im Geschmacksspektrum von scharf bis mild. Bei uns gibt es große gelbe Zwiebeln aus Spanien oder Polen das ganze Jahr über zu kaufen. Die französische Variante ist etwas kleiner und ein wenig bräunlich. Mit der wachsenden Beliebtheit der asiatischen Küche erobert auch die kleine gelbe Zwiebel aus Japan unsere Märkte. Sie eignet sich bestens für die Zubereitung im Wok, schmeckt aber auch pikant eingelegt hervorragend.

Gemüsezwiebeln

Die Gemüsezwiebeln sind die größten Vertreter ihrer Gattung – inzwischen gibt es sie in gelb, rot oder weiß. Sie schmecken angenehm mild oder süß, und ihre Dünste sind beim Schälen nicht ganz so tränentreibend wie die vieler ihrer Artgenossen. Aufgrund ihrer Größe und ihres Geschmacks sind die Gemüsezwiebeln sehr beliebt: Sie lassen sich problemlos zubereiten und eignen sich besonders gut zum Füllen und Überbacken.

Die Züchtung der heute erhältlichen Zwiebelsorten zielt darauf ab, dass sie erst im Anschluss an eine Kälteperiode blühen. Somit ist die Freilandproduktion von Zwiebeln nur in Gegenden möglich, die eine kalte Jahreszeit durchmachen.

Weiße Zwiebeln

Die weißen Zwiebeln haben nur eines gemeinsam: ihr weißes Fleisch. Ansonsten unterscheiden sich die einzelnen Sorten in jeder Hinsicht: Der Geschmack reicht von extrem scharf und beißend bis zu angenehmer Milde, das Aussehen wechselt von rund bis spindelförmig, auch die Größe variiert beträchtlich. Weiße Zwiebeln sind bei uns das ganze Jahr über im Handel.

Silberzwiebeln

Die kleinste Art der Zwiebel ist die Silberzwiebel, auch Essigzwiebel genannt. Sie wird durch eine tiefe und späte Aussaat sowie sehr sparsame Wässerung extrem klein gehalten. Diese Sorte eignet sich besonders zum Einlegen mit Essig und Gewürzen und wird als schmackhafte und dekorative Beilage zu Fondue und Raclette oder zu kalten Platten und Drinks geschätzt.

Die Vertreter der Zwiebeln

Sorte	Größe	Geschmack
Rote Zwiebel	Alle Größen	Mild, leicht süß
Gelbe Zwiebel	Alle Größen	Scharf bis mild
Gemüsezwiebel	Sehr groß	Sehr mild, süß
Weiße Zwiebel	Alle Größen	Sehr scharf und beißend bis mild
Silberzwiebel	Sehr klein	Mittelscharf
Lauchzwiebel	Klein	Scharf bis mild

Lauchzwiebeln

Im Gegensatz zu anderen Zwiebelsorten eignen sich Lauch- oder Frühlingszwiebeln zur Aufbewahrung im Kühlschrank. Im Gemüsefach können sie bis zu zwei Wochen lagern. Das Lauchgrün ist zwar verwelkt, aber die kleinen Zwiebeln sind immer noch für diverse Gerichte verwendbar.

Die Lauchzwiebel ist auch unter dem Namen »Frühlingszwiebel« bekannt. Durch spezielle Züchtungen gibt es heute fast das ganze Jahr über mehrere Sorten zu kaufen. Ursprünglich jedoch ist die Lauchzwiebel nichts anderes als eine junge Zwiebel, die nicht voll ausgereift ist, also bereits im Frühjahr geerntet wurde. Sowohl die jungen »normalen« Zwiebeln als auch die Spezialzüchtungen können scharf oder mild schmecken und frische Salate geschmacklich abrunden. Bei der Frühlingszwiebel ist außer der kleinen Zwiebel auch das Lauchgrün zum Verzehr geeignet – entweder roh im Salat oder kurz angedünstet in asiatischen Gerichten oder Saucen.

Knoblauch

Die bei uns erhältlichen Knoblauchsorten (weiß und violett) unterscheiden sich zwar deutlich in Form und Farbe ihrer Zwiebeln, geschmacklich aber kaum. Ihr Geschmack – von mild bis scharfbeißend – hängt vielmehr davon ab, wie rasch nach der Ernte die Knolle verzehrt wird: Junger, frischer Knoblauch ist meist etwas milder und saftiger; Zehen, die schon einige Wochen lagern, schmecken schärfer. Die violetten Knoblauchvarianten sind etwas weniger gut lagerfähig als die weißen. Die Zwiebel des Knoblauchs besteht aus einer länglich-ovalen Hauptzwiebel, um die sich vier bis zwanzig selbstständige Nebenzwiebeln gruppieren, die Zehen. Im Frühjahr treibt die Zwiebel einen (bis zu einem Meter langen) glatten Stängel aus, der durch röhrenförmige Blattscheiden verstärkt wird. Aus diesen wachsen die länglichen, spitz zulaufenden Blätter. Der Stängel

bringt einen Blütenstern mit winzigen hellrosa Blüten hervor, der von einer Blattscheide umhüllt ist. Im wärmeren Klima reifen die Samen zu kleinen Brutzwiebeln heran – bei uns zieht man neue Knoblauchpflanzen, indem man einzelne Zehen in die Erde steckt.
Die Blütezeit des Knoblauchs erstreckt sich von Juli bis September, geerntet werden die Zwiebeln vor allem von Mai bis September. Frischer junger Knoblauch wird allerdings bereits im März angeboten. Er trägt zarte grüne Blatttriebe, die wunderbar schmecken.

Beim Porree, auch Lauch genannt, werden wie beim Schnittlauch die länglichen, fächerförmig übereinander geschichteten Blätter zur Zubereitung verwendet. Der Porree hat keine ausgeprägte runde Zwiebel, sie stellt nur eine kleine weißliche Verdickung am Ende der Lauchblätter dar.

Sonstige Zwiebelgewächse

Schalotte

Die Schalotte ist eine kleinere Vertreterin der Zwiebelfamilie. Sie besteht aus mehreren kleinen Teilzwiebeln. Im Geschmack ist die weiße Schalotte die mildeste Variante; die rote Schalotte ist etwas schärfer.

Schnittlauch

Beim Schnittlauch werden die hohlen, röhrenförmigen Blätter und nicht die Zwiebeln verzehrt. Schnittlauch zählt bei uns wegen seines frischen, leicht scharfen Aromas zu den beliebtesten Gewürzpflanzen.

Waldknoblauch

Ein weiterer Vertreter der Zwiebelfamilie ist der Waldknoblauch oder Bärlauch. Er wird vorwiegend als Heilpflanze verwendet. Kenner schätzen seine frischen, mildwürzigen, nach Knoblauch riechenden Blätter auch als aromatischen Bestandteil von Frühlingssalaten oder als Saucengrundlage für Pastagerichte.

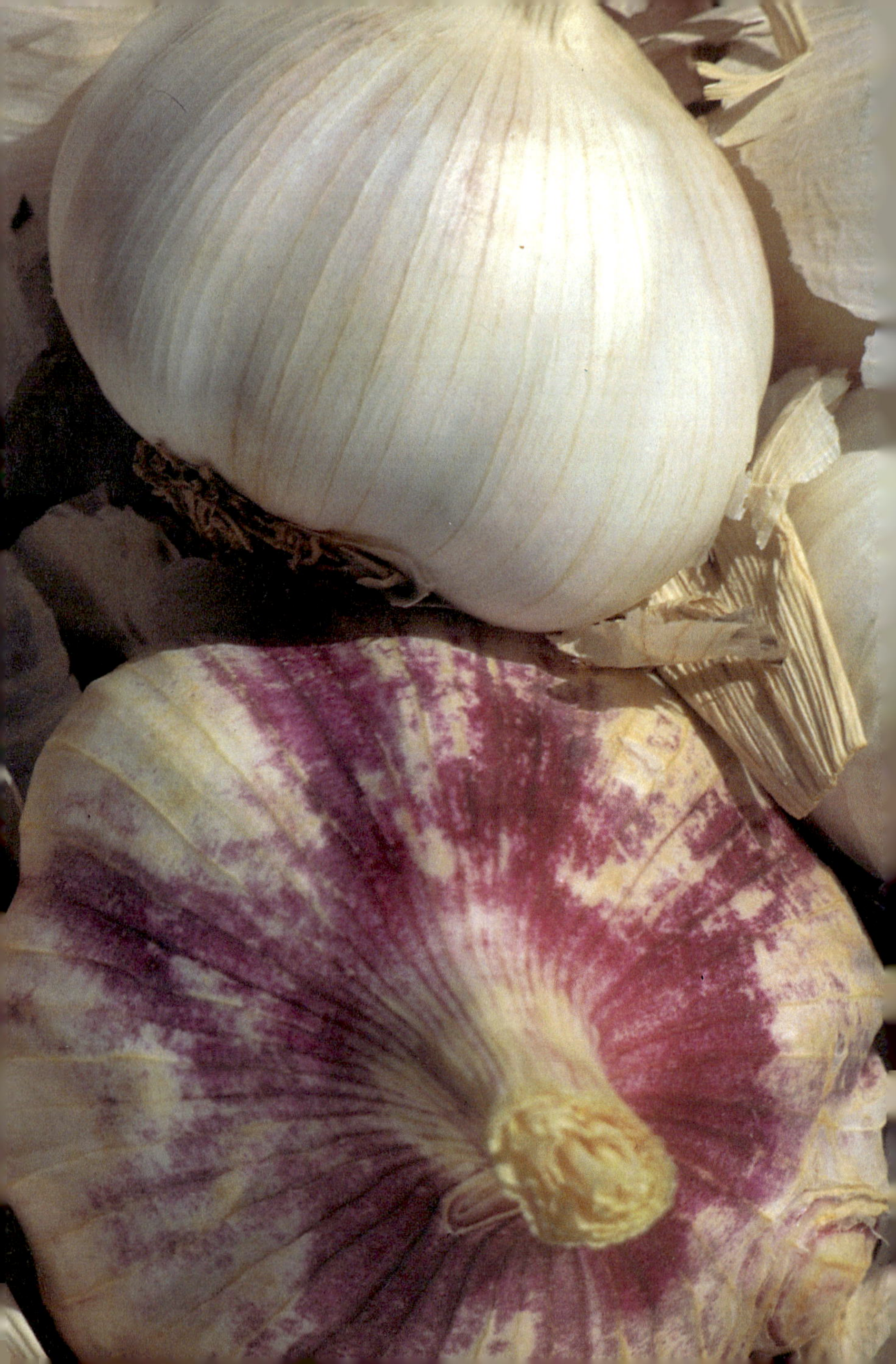

Knoblauch, Zwiebeln und Ihre Gesundheit

Seit einiger Zeit machen Forschungsergebnisse Schlagzeilen, die eindeutig belegen, was bisher nicht zweifelsfrei bewiesen werden konnte: Der regelmäßige Verzehr von einigen Knoblauchzehen pro Tag schützt wirksam vor Arterienverkalkung (Arteriosklerose) und damit vor Herzinfarkt und Schlaganfall. Auch die Heilwirkung der Zwiebel, z. B. auf das Immunsystem und damit als Vorbeugung gegen Heuschnupfen und andere Allergien, konnte jetzt nachgewiesen werden.

Medizinische Wirkung des Knoblauchs

Heute weiß man, dass sich unsere Nahrungsmittel nicht nur aus Wasser, Kohlenhydraten, Fetten, Proteinen, Vitaminen und Mineralstoffen zusammensetzen, sondern auch die für unsere Gesundheit wichtigen Ballaststoffe und die so genannten sekundären Pflanzenstoffe enthalten. Erst in den letzten Jahren erkannten die Wissenschaftler, dass es sich bei den sekundären Pflanzenstoffen, die früher negativ als antinutrive Substanzen (Antinährstoffe) bezeichnet wurden, um biologisch aktive Stoffe handelt, die im Organismus dafür sorgen, dass bestimmte Stoffwechselvorgänge überhaupt ablaufen können oder diese beschleunigen.

Diese Pflanzenstoffe, die zum Teil nur in kleinsten Mengen vorhanden sind, wirken nachweislich antibiotisch und antikanzerogen (Krebs hemmend). Sie werden gebraucht bei der Bekämpfung von Gerinnungs- und Ent-

Der Begriff »sekundäre Pflanzenstoffe« zeigt die Unterscheidung von den primären Pflanzenstoffen wie Kohlenhydraten, Fetten, Eiweißen und Ballaststoffen, die bis auf Letztere dem menschlichen Organismus als Nährstoffe dienen.

zündungsprozessen, der Senkung des Cholesterinspiegels, der Stärkung des Immunsystems und der Harmonisierung des Blutzuckerspiegels und der Verdauungsförderung. Die wichtigsten sekundären Pflanzenstoffe des Knoblauchs gehören vor allem in die Gruppe der Sulfide (Schwefelverbindungen). Knoblauch enthält daneben aber auch Saponine, Glukosinolate, Phenolsäuren, Flavonoide und Terpene. All diese Stoffe machen die Knolle zu einem besonders heilsamen Gewächs.

Gesunder Schwefel – die Sulfide

Die Bezeichnung »Allyl« findet noch heute in der Chemie Verwendung, und zwar für eine spezielle Gruppierung von Kohlen- und Wasserstoffatomen. Viele Substanzen, die eine solche Allylgruppe enthalten, entwickeln einen stechenden Geruch.

Bereits im 19. Jahrhundert wurde mit viel Erfindungsgabe versucht, hinter die Geheimnisse des Knoblauchs zu kommen. 1844 gelang dem deutschen Chemiker Theodor Wertheim durch Wasserdampfdestillation die Isolierung einiger stark riechender, flüchtiger Substanzen aus zerdrückten Knoblauchzehen. Er gab den Komponenten dieser Substanzen die Namen »Allyl« bzw. »Schwefelallyl« (von Allium). 1944 konnte der Hauptbestandteil des Knoblauchs durch Chester J. Cavallito auf der Grundlage von Wertheims Analysen identifiziert werden: eine Schwefel-Allyl-Verbindung mit dem chemischen Zungenbrecher Allyl-2-propen-thiosulfinat, bequemer als Allizin bezeichnet. Diese farblose, flüssige Substanz verursacht den typischen Knoblauchgeruch.

Allizin – natürliches Antibiotikum

Dem Allizin wurde in vielen Studien eine erstaunlich gute antibiotische Wirkung nachgewiesen. Allizin ist in der Lage, Bakterien und Pilze außer Gefecht zu setzen. Cavallito fand heraus, dass Allizin gegen Typhuserreger eine noch größere Wirksamkeit entfaltet als Penizillin. Damit war auch ein nachträglicher Beweis erbracht, dass der Einsatz von Knoblauch bei Cholera- und Typhusepidemien in früherer Zeit nicht auf bloßem Aberglauben beruhte, sondern durchaus sinnvoll gewesen war. Allerdings reicht die allgemeine antibakterielle Wirkung von Allizin nicht an die des Penizillins heran. Das Gleiche gilt auch für die antimykotische (pilzabtötende) Fähigkeit des Knoblauchs.

Die antibiotische Kraft des Allizins ist jedoch nicht durch Nebenwirkungen beeinträchtigt, wie dies bei den meisten Antibiotika der Fall ist. Gerade die schädigende Wirkung von Antibiotika auf die normale Darmflora fehlt dem Knoblauch völlig: Er stärkt das normale Darmmilieu und greift lediglich die pathogenen (krank machenden) Keime an.

Neuere Untersuchungsergebnisse weisen darauf hin, dass Allizin und einige seiner Abbauprodukte das Wachstum von Krebsgeschwulsten hemmen können. Außerdem konnte festgestellt werden, dass in Regionen mit hohem Knoblauchverzehr einige Krebsarten seltener auftreten als in anderen Gebieten.

Vielseitiges Allizin

Allizin sowie weitere Schwefelverbindungen des Knoblauchs wirken regulierend auf erhöhten Blutdruck. Viele Menschen reagieren nach dem Verzehr größerer Mengen an Knoblauch mit einer Senkung ihres Blutdrucks. Für empfindliche Personen mit einem zu niedrigen Blutdruck ist dies nicht gerade angenehm. Sie sollten sich daher auf geringere Knoblauchportionen beschränken. Menschen, die an Hochdruck leiden, können sich diesen Effekt dagegen in begrenztem Ausmaß zunutze machen und die blutdrucksenkende Wirkung von Knoblauch zur Unterstützung einer Behandlung einsetzen. Wie genau Allizin den Blutdruck reguliert, konnte bisher noch nicht entschlüsselt werden.

Eine weitere, für die Gesundheit nicht unerhebliche Wirkung des Allizins ist seine Fähigkeit, die Aufnahme von Vitaminen aus der Nahrung in den Körper zu beschleunigen. Aus diesem Grund sollte man gerade bei der Zubereitung von vitaminreichen Salaten nicht auf Knoblauch verzichten.

Alliin – noch ohne Geruch

Wenn man mit Knoblauch eine Senkung des Blutfettspiegels erzielen will, muss man über mehrere Wochen täglich etwa vier Gramm frischen Knoblauch einnehmen.

1948 konnte durch Schweizer Forscher schließlich aufgeklärt werden, warum eine Knoblauchzehe eigentlich kaum riecht, aber sofort einen scharfen, für die meisten Menschen eher unangenehmen Geruch verströmt, sobald sie angeschnitten oder zerdrückt wird. Die Forscher entdeckten im Knoblauch eine Vorstufe des Allizins, die geruchlos ist: das Alliin. Erst durch Anschneiden oder Zerdrücken kommt das Alliin mit dem Enzym Allinase, das ebenfalls im Knoblauch enthalten ist, in Berührung und wird dann in den intensiven Geruchsstoff Allizin umgewandelt.
Alliin stellte sich als ein ganz besonders wichtiger Wirkstoff des Knoblauchs heraus: Es besitzt die erstaunliche

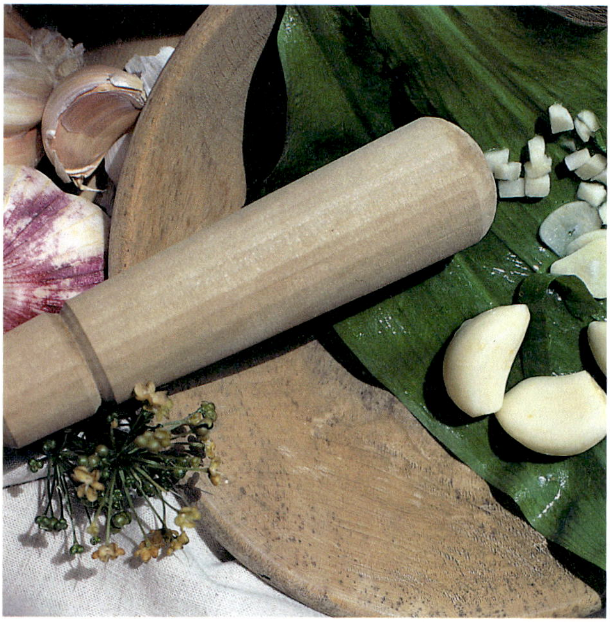

»Echter« Knoblauch und Bärlauch. Letzterer wächst in Laubwäldern auf feuchten, humusreichen Böden.

Fähigkeit, den Fettspiegel im Blut positiv zu beeinflussen. Zahlreiche wissenschaftliche Studien konnten nachweisen, dass bereits kurz nach dem Verzehr von Knoblauch der Cholesteringehalt im Blut um einiges absinkt. Genauso verhält es sich mit den anderen Blutfetten (den so genannten Lipiden). Ganz offensichtlich hat Alliin die Eigenschaft, Enzyme zu hemmen, die ansonsten dafür sorgen, dass der Blutfettspiegel nach einer Mahlzeit kräftig ansteigt.

Außerdem gelangt Alliin auch in die Leber, schaltet sich dort in die Stoffwechselvorgänge ein und verhindert somit an Ort und Stelle die Bildung (Synthese) von neuem Cholesterin. Alliin und auch Allizin hemmen zusätzlich die Entstehung von Arteriosklerose: Sie wirken einem Prozess entgegen, in dessen Verlauf aus »schlechtem« LDL-Cholesterin die gefürchteten Ablagerungen in Blutgefäßen und in der Folge Gefäßverkalkungen entstehen. Daher ist Knoblauch durchaus geeignet, zur Vorbeugung und begleitenden Therapie von ernährungsbedingten Fettstoffwechselerkrankungen und Durchblutungsstörungen aufgrund von Arteriosklerose eingesetzt zu werden.

Ajoen gegen Blutgerinnsel

Anfang der siebziger Jahre entdeckte eine Forschergruppe um Erich Block, dass sich das Allizin im Knoblauch durch so genannte Selbstkondensation in den Wirkstoff Ajoen umwandelt. Dieses Ajoen ist – wie man heute weiß – der »antithrombotische Faktor« des Knoblauchs. Ajoen ist also die Substanz, die im Blut verhindert, dass sich die Blutplättchen (Thrombozyten) zusammenlagern und ein Blutgerinnsel (Thrombus) bilden können. Ajoen blockiert dabei vermutlich bestimmte Rezeptoren (Andockstellen) auf den Blut-

Die hier beschriebenen Wirkungen werden nur durch die Verwendung von frischen Knoblauchzehen erreicht. Deshalb muss bezweifelt werden, dass die in Apotheken und Reformhäusern angebotenen, synthetisch hergestellten Präparate wie Knoblauchpulver, -kapseln, -extrakte und -öle, in denen gerade das antithrombotische Ajoen nicht nachweisbar ist, dieselben Ergebnisse erzielen können.

Neben den sekundären Pflanzenstoffen wurden im Knoblauch auch so genannte Phytohormone nachgewiesen. Die Aktivität und auch der Gehalt dieser Wuchs- und Hemmstoffe hängt jedoch vom Entwicklungszustand des Knoblauchs ab. Wirkstoffe, die wie Sexualhormone im Organismus reagieren, konnten jedoch noch nicht eindeutig nachgewiesen werden.

plättchen, so dass sich ein für den Start des Gerinnungsablaufs wichtiger Stoff nicht an den Thrombozyten anlagern kann.

Zusätzlich wirken weitere Abbauprodukte des Ajoens direkt verlängernd auf die Gerinnungszeit des Blutes und haben darüber hinaus auch noch durchblutungsfördernde Wirkungen. Somit ist Knoblauch geradezu eine Notwendigkeit für Menschen, die unter Durchblutungsstörungen leiden oder zu Blutverklumpungen (Thrombosen) neigen.

Weitere sekundäre Pflanzenstoffe

▶ Saponine

Unter Saponinen versteht man Stoffe, die in der Lage sind, in wässriger Lösung Schaum zu bilden (lateinisch sapo = Seife). Wegen ihrer gesundheitsschädigenden Eigenschaften übersah man lange die wichtigen und positiven Wirkungen dieser Substanzen. Knoblauch enthält zwar nur etwa ein Milligramm Saponine auf ein Kilogramm Zehen, aber diese Menge ist trotzdem bioaktiv.

Saponine binden Cholesterin aus der Nahrung und verhindern dessen Aufnahme ins Blut. Außerdem fangen sie bestimmte Gallensäuren ab, die dann über den Darm ausgeschieden und somit vom Körper nicht verwertet werden können. Zur Neubildung der fehlenden Gallensäuren muss dann körpereigenes Cholesterin benutzt werden. Die Folge ist ein verminderter Cholesterin- und Blutfettgehalt. Vermutlich wirken Saponine auch Krebs vorbeugend und zusätzlich verstärkend auf einige Immunmechanismen.

▶ Flavonoide

Flavonoide sind Stoffe, die vor allem die bunte Farbgebung der Pflanzen bewirken. Obwohl selbst fast farb-

SEKUNDÄRE PFLANZENSTOFFE

Wirkung	Sekundäre Pflanzenstoffe
Antibiotisch	Allizin, Flavonoide, Glukosinolate, Phenolsäuren
Gerinnungshemmend	Ajoen, Flavonoide
Blutfettsenkend	Alliin, Allizin, Saponine
Krebs hemmend	Allizin, Flavonoide, Terpene, Saponide, Glukosinolate
Blutdruckregulierend	Allizin
Entzündungshemmend	Flavonoide
Immunsystem stärkend	Flavonoide, Saponine
Antioxidativ	Phenolsäuren

los, enthält auch Knoblauch eine geringe Menge Flavonoide (Querzetin und Rutin in den grünen Keimen, Antozyane in den Zehen). Diese Stoffe stärken das Immunsystem, haben einen hemmenden Einfluss auf die Entstehung von Krebs, bremsen Entzündungsprozesse sowie Gerinnungsabläufe und wirken außerdem antimikrobiell.

Das besonders selten vorkommende Spurenelement Molybdän ist ebenfalls im Knoblauch enthalten. Es unterstützt den Organismus bei der Entgiftung und wirkt der Übersäuerung des Körpers entgegen.

▶ **Terpene**

Terpene waren lange Zeit nur als Aromastoffe bekannt, zeigten in Versuchen aber auch leicht antikanzerogene (der Krebsentstehung entgegenwirkende) Eigenschaften. Knoblauch enthält allerdings nur winzige Mengen davon.

▶ **Glukosinolate und Phenolsäuren**

Glukosinolate können der Entstehung von Krebs vorbeugen und sind antibiotisch. Phenolsäuren haben antimikrobielle Eigenschaften und wirken antioxidativ, sind also in der Lage, schädliche freie Radikale im Organismus abzufangen.

Mineralien und Spurenelemente

Im Knoblauch findet sich außerdem der vitaminähnliche Stoff Cholin, der als Grundbaustein des Lezithins wichtige Funktionen für Gedächtnis und Konzentration erfüllt.

Knoblauch enthält einige wichtige Mineralien und Spurenelemente – zwar nicht gerade in großen, aber in biowirksamen Mengen.

Kalium: für die Regulierung des Wasserhaushaltes und zum Eiweißaufbau in den Muskeln

Kalzium: für den Aufbau von Knochen und Zähnen und für die Funktionsfähigkeit der Nerven

Magnesium: für den gesamten Stoffwechsel und zur Entspannung von Muskeln, Gehirn und Nerven

Phosphat: zum Aufbau von Zellwänden und für die Arbeit der Nerven

Eisen: für die Blutbildung, guten Schlaf und glatte Haut

Germanium: für bessere Sauerstoffversorgung im gesamten Gewebe, zur Bildung und Aktivierung von Immunzellen

Kupfer: für die Blutbildung, den Eiweißstoffwechsel und den Aufbau der Nerven

Inhaltsstoffe des Knoblauchs

Vitamine	A, B1, B2, B3, C
Mineralien	Kalium, Kalzium, Magnesium, Phosphor
Spurenelemente	Eisen, Kobalt, Kupfer, Mangan, Molybdän
Sekundäre Pflanzenstoffe	Alliin, Allizin, Ajoen, Saponine, Flavonoide, Terpene, Phenolsäuren, Glukosinolate
Andere Stoffe	Kohlenhydrate, Eiweiß, ätherische Öle, Phytohormone, Cholin, Aminosäuren

Mangan: für die Knochenbildung und die Regulierung des Zuckerstoffwechsels
Kobalt: für die Bildung von Vitamin B12

Vitamine

Knoblauch besitzt auch einen hohen Vitamingehalt.
Vitamin A: zur Stärkung der Abwehrkräfte und der Schleimhäute sowie für die Gesundheit der Augen
Vitamin B1: zur Steigerung der Konzentration, für ein emotionales Gleichgewicht und einen gesunden Schlaf
Vitamin B2: für die Energieverwertung aus Kohlenhydraten und Fetten
Vitamin B3: zur Regulierung der Blutfettwerte und zur Beruhigung der Nerven
Vitamin C: zur Stärkung des Immunsystems, für die Abwehr von schädlichen freien Radikalen
Das im Knoblauch reichlich vorkommende Vitamin B1 (Thiamin) weist eine Besonderheit auf: Es verbindet sich mit Allizin zu Allithiamin. Seine Wirkung entspricht der des Thiamins, es wird jedoch besser aufgenommen und steht damit dem Körper in größerer Menge zur Verfügung.

Die Zwiebel gehört zu den zinkreichen Gemüsepflanzen. Bereits 100 Gramm frische Zwiebeln liefern 1,4 Mikrogramm dieses wertvollen Spurenelements. Aufgrund dessen eignen sich Zwiebeln zur unterstützenden Behandlung von Bluthochdruck, denn Zink kräftigt die Gefäßwände und macht sie geschmeidig.

Medizinische Wirkung der Zwiebel

Die Entschlüsselung der Inhaltsstoffe des Knoblauchs und das daraus resultierende Verständnis vom Wirkmechanismus dieser Substanzen führte im Anschluss auch zur Identifizierung der einzelnen Wirkstoffe der Zwiebel, wobei deren positive Eigenschaften überwiegen. Allerdings sollte man wegen des die Nieren schädigenden Stoffes Diphenylamin täglich nicht mehr als 250 Gramm Zwiebeln zu sich nehmen.

Alliin – auch in der Zwiebel

Der tränenreizende Faktor sowie andere ätherische Schwefelöle, die beim Schneiden oder Hacken einer Zwiebel entweichen, wirken direkt desinfizierend auf die Augen und durch das Einatmen auch auf die Schleimhäute des Nasen-Rachen-Raums.

In der Zwiebel findet sich ein Stoff, der fast identisch mit dem Alliin des Knoblauchs ist, ein so genanntes Isomer des Alliins. Es hat die gleiche chemische Zusammensetzung wie dieses, nur befinden sich die Bindungen der Atome an anderer Stelle. Dieser Stoff wurde als Vorstufe des tränenreizenden Faktors ausgemacht, kurz LP genannt (von englisch: lacrimatory precursor). LP hat keine so starke blutfett- und cholesterinsenkende Wirkung wie das Alliin des Knoblauchs.

Das Enzym Allinase, das auch in der Zwiebel enthalten ist, wandelt LP in den tränenreizenden Faktor LF (von lacrimatory factor) um. Dies ist der Stoff, der die meisten Menschen beim Zwiebelschälen zum Weinen bringt. Durch Kühlung der Zwiebel lässt sich das Entweichen des LF verringern. Auch ist LF wasserlöslich, so dass er beim Schälen der Zwiebel unter Wasser herausgewaschen wird.

Weitere sekundäre Pflanzenstoffe

Zwiebeln zeichnen sich durch einen hohen Gehalt an sekundären Pflanzenstoffen aus. Besonders die roten und die gelben Sorten sind reich an Karotinoiden und Flavonoiden (hier vor allem Querzetin). Zwiebeln enthalten auch eine überdurchschnittlich große Menge der Substanz Adenosin, die auch zum Teil im Organismus selbst hergestellt wird und eine wichtige Rolle im Energiehaushalt spielt.

▶ **Flavonoide**

Dem Flavonoid Querzetin wird eine bedeutende Rolle bei der Vorbeugung von Allergien zugeschrieben: Es stabilisiert das Immunsystem und verhindert eine übermäßige Ausschüttung des Botenstoffs Histamin, der für viele allergische Reaktionen verantwortlich ist. Durch die Stärkung des Immunsystems unterstützt Querzetin darüber hinaus den Organismus, mit Krebs erregenden Substanzen – den Kanzerogenen – fertig zu werden. Das Flavonoid Adenosin ist der Stoff, auf den die antithrombotische, also die blutgerinnungshemmende Wirkung der Zwiebel zurückgeführt wird.

▶ **Karotinoide**

Dieser Gruppe von Pflanzenfarbstoffen wird eine Vielzahl von gesundheitsfördernden Wirkungen zugeschrieben: Sie stimulieren die Reaktionen des Immunsystems auf Krankheitserreger, hemmen die Entwicklung von Krebsgeschwulsten und bekämpfen die freien Radikale.

Bei den inzwischen sehr weit verbreiteten Allergien wie Heuschnupfen kann es helfen, schon vor Beginn der Pollenflugzeit über einen längeren Zeitraum täglich eine rohe Zwiebel zu sich zu nehmen, da der hohe Gehalt an Querzetin das Immunsystem stabilisiert und dadurch heftige allergische Reaktionen verhindern kann.

Mineralien, Spurenelemente, Vitamine

Wie der Knoblauch enthält auch die Zwiebel wertvolle Mineralien, Spurenelemente und wichtige Vitamine.

Kalzium: für den Aufbau von Knochen und Zähnen sowie für die Funktionsfähigkeit der Nerven

Natrium: zur Regulierung des Wasser- und Säure-Basen-Haushalts, für Muskeln und Nerven

Phosphat: zum Zellwandaufbau und für die Nerven

Schwefel: für den Aufbau von Haut, Nägeln und Haaren, zur Verdauungsförderung und Entgiftung

Eisen: für die Blutbildung, guten Schlaf und glatte Haut

Fluor: für den Knochen- und Zahnschmelzaufbau

Kupfer: für die Blutbildung, den Eiweißstoffwechsel und den Aufbau der Nerven

Zink: für das Immunsystem, zur Eiweißbildung, zur Kräftigung der Gefäßwände

Heilen mit Knoblauch und Zwiebeln

Noch zu Beginn des 20. Jahrhunderts griffen sehr viele Menschen zur Behandlung ihrer Krankheiten auf die überlieferten Hausrezepte zurück. Mit dem Aufkommen der chemisch hergestellten Arzneimittel – besonders der Antibiotika – wurde die Volksheilkunde zumindest in Europa ins Abseits gedrängt. Erst in den letzten Jahren erleben die naturheilkundlichen Behandlungsmethoden eine Renaissance: Immer mehr Menschen lehnen es ab, ihren Organismus bereits bei kleinen Beschwerden mit synthetischen Medikamenten zu bombardieren und damit zum Teil auch erhebliche Nebenwirkungen in Kauf zu nehmen. Inzwischen steht die Krankheitsvorbeugung im Vordergrund. Und im Krankheitsfall ist eine sanfte und natürliche Behandlungsweise gefragt, die möglichst keine Risiken birgt.

Die besten Hausmittel

Das Einsatzspektrum von Zwiebeln und Knoblauch in der Vorbeugung und Heilung von Krankheiten ist breit gefächert: Beide Pflanzen eignen sich hervorragend sowohl zur innerlichen als auch zur äußerlichen Anwendung bei einer Vielzahl von unterschiedlichen Erkrankungen.

- KNOBLAUCH zeigt eine gefäßerweiternde und durchblutungssteigernde Wirkung, fördert den Gallenfluss, hemmt Entzündungen und beruhigt die Nerven. Sein Anwendungsgebiet umfasst daher vorwiegend Herz-Kreislauf-Erkrankungen wie Bluthochdruck und Arteriosklerose, aber auch Beschwerden von Darm und Gallenblase sowie Atemwegsinfekte und Schlafstörungen.
- ZWIEBELN lindern Schmerzen, wirken entzündungshemmend und desinfizierend. Sie gehören daher zu den besten Heilmitteln bei Atemwegsinfekten, Ohrenentzündungen sowie Muskel- und Gelenkbeschwerden.

Innerliche Anwendungen

Zur Vorbeugung von Gefäßerkrankungen, zur Stärkung des Immunsystems, bei erhöhtem Blutdruck und Appetitmangel empfiehlt es sich, täglich 1 bis 2 frische Knoblauchzehen klein gehackt oder im Ganzen (verringert die Geruchsbildung) einzunehmen. Wem der Geschmack zu streng ist, isst den Knoblauch mit etwas Quark oder Joghurt verrührt. Die Mischung wirkt auch gegen Blähungen.

Hustensaft

Hacken Sie 1 Zwiebel oder 2 Knoblauchzehen klein, und mischen Sie sie mit 3 Esslöffeln Zucker oder Honig und 1/8 Liter Wasser. Das Ganze 5 Minuten kochen, anschließend einige Stunden ziehen lassen, danach durch ein Tuch pressen. Nehmen Sie mehrmals täglich 2 Teelöffel des Safts ein.

Hustensirup

Mischen Sie 8 Esslöffel Honig mit 5 in Scheiben geschnittenen Zwiebeln in einer Schüssel. Lassen Sie das Ganze etwa 24 Stunden ziehen (dabei mehrmals umrühren). Den Sirup können Sie in einer verschließbaren Flasche einige Tage im Kühlschrank aufbewahren. Mehrmals täglich 1 Esslöffel Sirup einnehmen.

Hustentee

Für diesen schleimlösenden Tee hacken Sie 2 kleine Zwiebeln klein. Übergießen Sie sie mit 1/4 Liter kochendem Wasser und lassen das Ganze 10 Minuten zugedeckt ziehen. Trinken Sie den Tee mit etwas Honig gesüßt möglichst heiß.

Äußerliche Anwendungen

Knoblaucheinreibungen

- Ein ideales Erste-Hilfe-Mittel bei Zahnschmerzen ist der Brei 1 geschälten und zerdrückten Knoblauchzehe, den Sie direkt auf das Zahnfleisch des erkrankten Zahns reiben.
- Warzen können Sie mit der Schnittfläche 1 halbierten Knoblauchzehe einreiben (täglich mehrere Wochen lang).
- Hautpilz zwischen Fingern oder Zehen behandeln Sie mit dem Brei 1 zerdrückten Knoblauchzehe. Tragen Sie den Brei mehrmals täglich auf die betroffenen Hautstellen auf.

Zwiebeleinreibungen

- Zur ersten Hilfe bei Insektenstichen eignet sich hervorragend 1 frisch geschnittene Zwiebelscheibe, die Sie auf den Einstich legen.
- Zur Behandlung von Warzen eignen sich frische Zwiebeln genauso gut wie Knoblauch: Befestigen Sie täglich 1 frisch geschnittene Zwiebelscheibe mit einer Binde auf der Warze. Hühneraugen werden ebenso therapiert, man streut jedoch vorher noch etwas Salz auf die Zwiebelscheibe.
- Schmerzende Gelenke, die von Gicht oder anderen rheumatischen Erkrankungen befallen sind, reibt man direkt mit der Schnittfläche 1/2 Zwiebel ein.

Inhalation

Ein klassisches Heilmittel bei Atemwegsinfekten ist die Inhalation von Zwiebeldämpfen. Hacken Sie dazu 1 große Zwiebel klein, und kochen Sie sie dann in 1/2 Liter Wasser auf. Beugen Sie sich nun über die heißen Dämpfe, und atmen Sie sie 10 Minuten lang – bei geschlossenen Augen – tief ein.

Zwiebelpackung

Schneiden Sie dazu 3 große Zwiebeln in feine Scheiben und dünsten sie in der Pfanne glasig. Füllen Sie die noch heißen Zwiebeln in ein Leinensäckchen, und legen Sie es – so warm wie Sie es vertragen – auf die schmerzende Körperpartie (z. B. die Lendenwirbelsäule bei Rückenschmerzen). Die Packung sollte 15 bis 20 Minuten liegen bleiben.

Zwiebelkompresse

Für eine Kompresse, d. h. eine kleine Packung, die beispielsweise bei Ohrenschmerzen angewendet wird, hacken Sie 1 Zwiebel klein, die Sie anschließend zerdrücken. Dann füllen Sie den Zwiebelbrei in ein kleines Leinensäckchen oder wickeln ihn in ein Taschentuch ein. Die Kompresse wird dann direkt auf das schmerzende Ohr gelegt und eventuell mit einer Mullbinde oder etwas Leukoplast befestigt. Zur Unterstützung der Wirkung können Sie sich zusätzlich mit dem kranken Ohr auf eine Wärmflasche legen. Die Kompresse sollte etwa 30 Minuten einwirken.

Ohrentropfen

Für die Herstellung von Ohrentropfen schneiden Sie 1 Knoblauchzehe in feine Scheiben, lassen sie zusammen mit 1/2 Teelöffel Lavendelblüten in 2 Esslöffeln Olivenöl 2 Stunden ziehen und seihen dann alles ab. Erwärmen Sie 1 Teelöffel des Heilöls über Wasserdampf, und träufeln Sie anschließend einige Tropfen davon in das erkrankte Ohr. Das Ohr dann für 2 Stunden mit Watte verschließen.

Hauttinktur

Für die Tinktur stellen Sie zuerst einen Knoblauchsaft her. Dazu mischen Sie 80 Gramm fein gehackten Knoblauch mit 0,2 Liter Alkohol (mindestens 45-prozentig) und lassen das Ganze 2 Wochen in einer gut verschlossenen Flasche ziehen (dabei mehrmals täglich schütteln). Danach filtern Sie die Flüssigkeit durch ein feines Sieb und mischen sie mit 5 Tropfen Angelikawurzelöl (aus der Apotheke).
Für die Anwendung (z. B. bei entzündeter Haut) verdünnen Sie einige Teelöffel des Knoblauchsafts mit der gleichen Menge warmen Wassers und tragen diese Tinktur 2-mal täglich über einige Wochen auf die Haut auf.

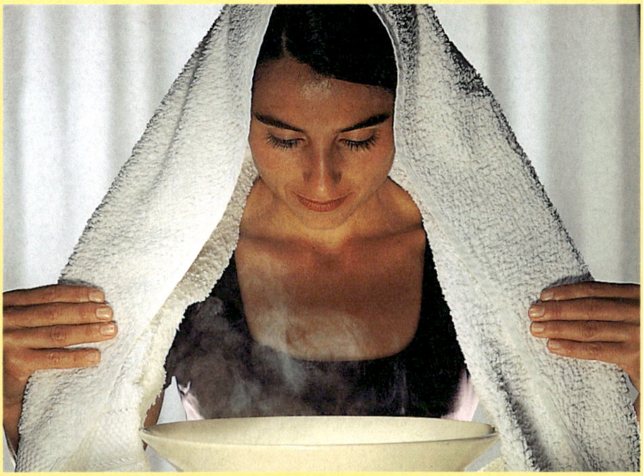

Eines der probatesten Hausmittel gegen Erkältungen sind Inhalationen. Mit Zwiebeln sind sie besonders wirksam.

Zwiebelwickel

Dafür benötigen Sie je nach Größe des zu behandelnden Körperteils 2 bis 3 mittelgroße Zwiebeln, die Sie in feine Scheiben schneiden und anschließend in ein dünnes Leinensäckchen füllen. Erwärmen Sie das Säckchen über Wasserdampf, und legen Sie es heiß auf das erkrankte Körperteil. Damit die heilenden Stoffe der Zwiebeln lange wirken können, sollten Sie über das Säckchen noch ein Wolltuch wickeln. Der Zwiebelwickel bleibt bis zum Erkalten liegen (1 bis 2 Stunden).

Halswickel

Hacken Sie für den Halswickel 1 bis 2 Zwiebeln klein, und dünsten Sie sie in etwas Wasser, bis sie weich sind. Wickeln Sie die heißen Zwiebeln in ein Tuch, lassen Sie das Ganze etwas abkühlen, und legen Sie es auf den Hals. Zur Befestigung können Sie einen Wollschal oder eine Mullbinde darüber wickeln. Nach 1 bis 2 Stunden können Sie den Halswickel abnehmen.

Brustauflage

Für einen Brustwickel bei Husten oder asthmatischen Beschwerden benötigen Sie 3 (für Kinder nur 2) Zwiebeln. Diese hacken Sie klein und braten sie anschließend in 1 Esslöffel Schweineschmalz bis sie braun sind. Legen Sie nun die etwas abgekühlten Zwiebeln direkt auf die Brust auf, breiten Sie ein großes Stofftaschentuch darüber, und befestigen Sie es mit einer Mullbinde. Die Brustauflage sollte abends angewendet werden und über Nacht liegen bleiben.

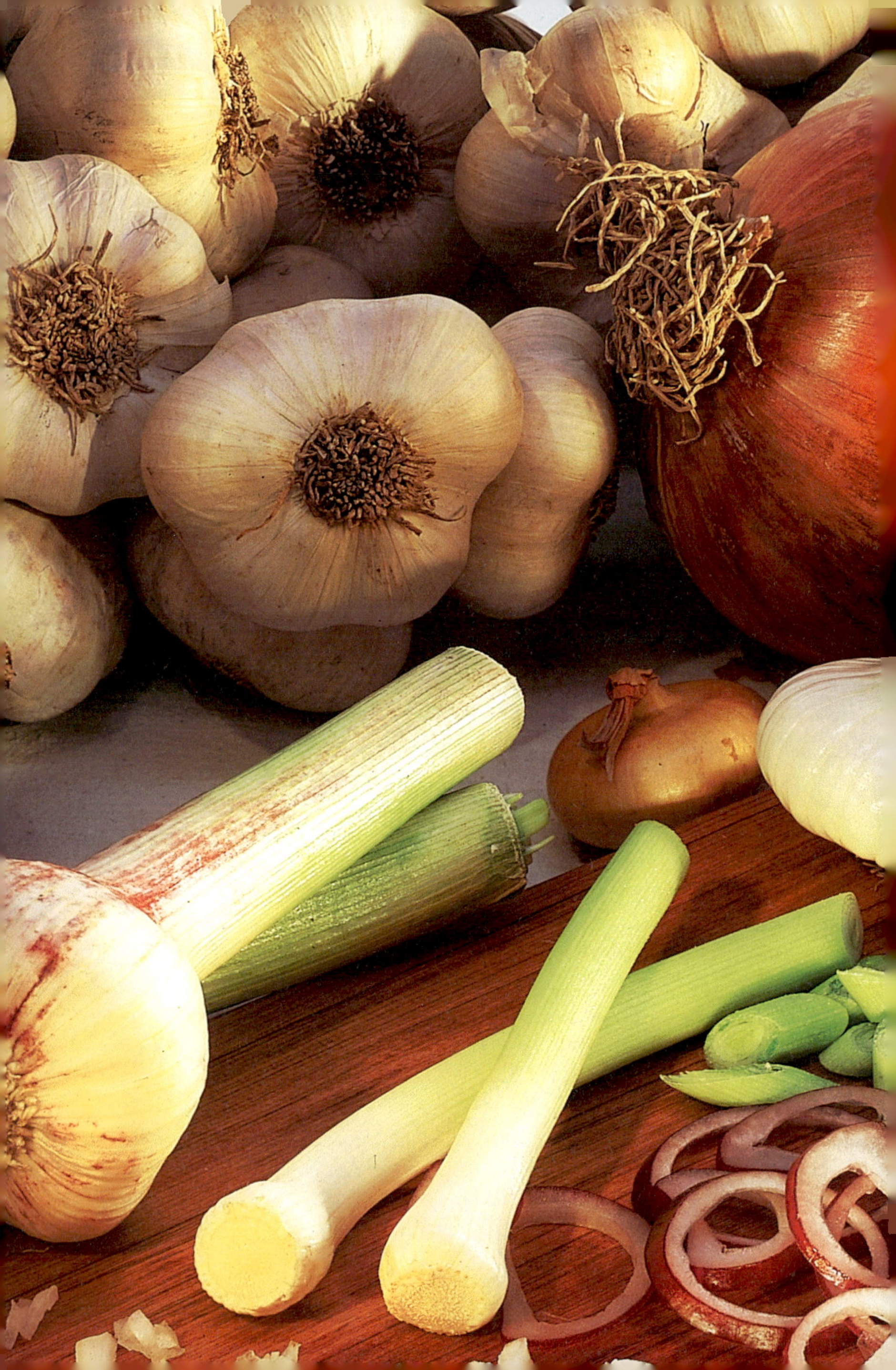

Kochen mit Knoblauch und Zwiebeln

Kaum eine Gemüsefamilie erfreut sich in der Küche einer so großen Beliebtheit wie die der Zwiebelgewächse. Die Vielzahl der verschiedenen Zwiebelarten mit ihren Geschmacksrichtungen von mild bis scharf und süßlich bis herb bieten einem Koch viele Variationen für die Zubereitung von köstlichen Gerichten. Die Möglichkeit, sowohl Zwiebeln als auch Knoblauch in rohem, gekochtem oder gebratenem Zustand zu verwenden, lässt die Zwiebel-Knoblauch-Küche besonders abwechslungsreich werden. Ob als Rohkostzutat zu Salaten und Dips, als Gemüsebeilage zu Fleisch- und Nudelgerichten, als Belag köstlicher Gemüsekuchen, als Grundlage für Suppen und Eingemachtes oder als Aromatisierung von Essig und Öl – es ist sicherlich für jeden Geschmack etwas dabei.

Einkaufstips

Wenn möglich, sollten Sie Zwiebeln und Knoblauch bei einem Gemüsehändler, im Gemüseladen oder direkt beim Erzeuger (im Idealfall natürlich bei einem Biobauern) kaufen. Hier erhalten Sie am ehesten wirklich frische bzw. sachgemäß gelagerte Ware.
Zwiebeln und Knoblauch, die Sie im Supermarkt finden, sind meist schon etwas älter und möglicherweise mit Pestiziden oder anderen Umweltgiften belastet. Wenn Sie hier einkaufen, sollten Sie also lieber etwas genauer hinsehen.

Beim Einkauf ist darauf zu achten, dass der Knoblauch immer eine frische weiße oder leicht rosa Farbe aufweist. Braune Flecken oder weiche Stellen deuten auf verdorbene Ware hin.

Beim Kauf sollten Sie darauf achten, dass Sie nur zu festen Zwiebeln oder Knoblauchknollen greifen, die noch keinen grünen Keimansatz zeigen. Anders verhält es sich natürlich bei Lauchzwiebeln, deren junges Grün besonders schmackhaft ist, sowie bei selbst gezogenem, jungem Knoblauch, dessen grüne Keimspitzen (sie kommen um den März herum zum Vorschein) sich hervorragend für allerlei Salate eignen.

Wenn Sie nur gelegentlich Knoblauch und Zwiebeln verwenden, dann sollten Sie auch nur geringe Mengen davon vorrätig haben. Denn erst bei einem regelmäßigen Verzehr lohnt es sich, einen größeren, dann aber gut gelagerten Vorrat anzulegen.

Zwiebeln, die beim Betasten weiche Stellen aufweisen, sollten Sie auf keinen Fall kaufen; ebenso sollten Sie von Knoblauch die Finger lassen, dessen Zehen auf Druck nachgeben oder gar hohl erscheinen. Sie sind dann nicht mehr frisch und können auch nicht mehr lange gelagert werden.

Knollen auf Vorrat

Idealerweise kaufen Sie Zwiebeln oder Knoblauch gleich als Zopf geflochten – den können Sie an einem kühlen, trockenen und dunklen Ort, z. B. im Keller, aufhängen. Die einzelnen Knollen liegen dann nicht aufeinander, und es kommt somit seltener zu weichen oder gar fauligen Stellen.

Meist werden Zwiebeln und Knoblauch jedoch einzeln angeboten, aber auch in diesem Fall ist die Lagerung kein Problem: Legen Sie sie möglichst nebeneinander auf eine trockene Unterlage, am besten eignen sich hierfür kleine Lattenroste aus Holz. Kunststoff oder Metall kann eventuell einen Fäulnisprozess beschleunigen. Der Lagerungsort sollte wie bei den Zöpfen ein kühler, trockener, dunkler Ort sein. Niedrige Temperatur und Lichtmangel verhindern das Austreiben des Gemüses.

Sie sollten die Zwiebeln und den Knoblauch so oft wie möglich abtasten, um weiche Exemplare rechtzeitig zu entdecken und diese bald zu verbrauchen.
Im Handel wird eine Vielzahl von Zwiebeltöpfen aus Ton, Keramik oder Steingut zur Vorratshaltung angeboten. Im Grunde ist gegen diese Töpfe nichts einzuwenden, nur wird meist der Fehler gemacht, sie in der – für die Lagerung viel zu warmen – Küche aufzubewahren. Zwiebeln und Knoblauch sollten Sie allerdings auch nicht im Kühlschrank lagern, denn es besteht die Gefahr, dass das Gemüse einen etwas unangenehmen Kühlschrankgeschmack annimmt. Ausnahmen sind Lauchzwiebeln, Porree und Schnittlauch.

Die beste Vorratshaltung für den Schnittlauch ist, ihn in einem kleinen Topf am Fensterbrett oder auf dem Balkon selbst anzubauen, den gekauften in ein Glas Wasser zu stellen oder ihn in einem aufgeblasenen und zugebundenen Gefrierbeutel in den Kühlschrank zu legen.

Die richtige Zubereitung

Allgemeines

▶ Rohe Zwiebeln sollte man immer erst kurz vor dem Verzehr zubereiten, denn bereits nach 30 Minuten kommt ein Zersetzungsprozess in der Zwiebel in Gang, dessen Produkte dann zu heftigen Blähungen, Bauchschmerzen und Aufstoßen führen können. Gekochte Zwiebeln unterliegen nicht diesem Zerfallsprozess – und sind daher auch meist besser verträglich.

▶ Zwiebeln und Knoblauch vertragen sich bisweilen nicht besonders gut, wenn sie gemeinsam in einem Gericht zubereitet werden. Bei empfindlichen Menschen können sie im Zusammenspiel unangenehme Gärprozesse im Darm auslösen und zu Blähungen sowie Bauchschmerzen führen. Einzeln – und richtig – zubereitet, erreichen ihre Wirkstoffe genau das Gegenteil: Sie bekämpfen schädliche Fäulnisvorgänge im Darm und sorgen für eine gesunde Darmflora.

Alle Methoden, bereits geschälte oder zerkleinerte Zwiebeln und Knoblauchzehen haltbar zu machen, helfen nur bedingt. In jedem Fall ist es besser, frische Ware zu verwenden.

▶ Beißende, scharfe Zwiebeln werden etwas milder, wenn man sie mit frischem Zitronensaft beträufelt.

Zwiebeln garen

Zwiebeln dünstet man bei kleiner Hitze in Öl oder Butter glasig bis höchstens hellbraun – wenn sie braun werden, nehmen sie leicht einen bitteren Geschmack an, der eine Sauce völlig dominiert. Gebräunte Zwiebeln sind allenfalls als Beilage zu gegrilltem Fleisch oder als Einlage in deftigen Suppen vorstellbar. Hierzu wendet man die Zwiebelringe in Mehl (eventuell auch Paprikapulver) und brät sie in reichlich Öl goldbraun. Um ganze Zwiebeln als Beilage zu garen, legt man sie ungeschält auf ein Backblech und gibt sie bei 190 °C für eine bis eineinhalb Stunden in den Backofen. Danach lässt sich die Haut leicht abziehen. Frühlingszwiebeln sollten nur roh verwendet oder ganz kurz der Hitze ausgesetzt werden – etwa bei Gerichten im Wok. Der grüne Teil ist naturgemäß noch empfindlicher als der weiße.

Porree

Im Gegensatz zu Zwiebeln muss man Porree gründlich waschen, da sich zwischen den Blättern oft Sand befin-

Knoblauch und Zwiebeln einfrieren

Vorbereitete, also gehackte oder geschnittene Zwiebeln und Knoblauchzehen lassen sich einfrieren und später weiterverarbeiten. Das allerdings ist nur zweckmäßig, wenn man den Knoblauch später pressen oder die Zwiebeln weich dünsten will, da beide Knollen fast matschig aus dem Gefrierfach kommen. Dagegen helfen auch keine Tricks wie das vorherige Blanchieren. Die ganzjährige Verfügbarkeit und die gute Lagerfähigkeit von Knoblauch und Zwiebeln machen diese Art der Aufbewahrung eigentlich überflüssig.

det. Am besten geht das, indem Sie die Wurzel und so viel von dem grünen Teil abschneiden, wie Sie verwenden wollen. Dann schlitzen Sie das Ganze seitlich auf, öffnen es etwas und halten es unter fließendes Wasser. Danach können Sie den Porree wieder in die vorherige Form bringen und in Ringe oder Streifen schneiden oder im Ganzen garen.

Silberzwiebeln

Wenn sich Silberzwiebeln gegen die Häutung wehren, muss man sie oben und unten einritzen, mit kochendem Wasser übergießen und fünf Minuten darin liegen lassen. Spätestens dann sollte sich die Haut problemlos entfernen lassen.

Tränende Augen beim Zwiebelschneiden sind fast nicht zu vermeiden – außer Sie schälen sie im Spülbecken unter fließendem Wasser und vermeiden es, Ihr Gesicht direkt über die Zwiebel zu halten.

Küchenhandwerkszeug

In gekochten oder gebratenen Gerichten macht es geschmacklich keinen Unterschied, ob der Knoblauch nur geschnitten oder gepresst ist (von Suppen- und Schmorgerichten, in denen ganze Zehen verwendet werden, gar nicht erst zu reden). Sollen jedoch kalte Saucen angereichert werden, muss er frisch durch die Presse gedrückt werden. Da deren Reinigung allerdings oft recht umständlich ist, empfiehlt sich ein Modell mit speziellen Dornen auf der Rückseite der Pressplatte – damit können die lästigen Rückstände in den Löchern leicht entfernt werden.

Große Mengen Knoblauchmus stellt man im Mixer her. Bei dieser Art der Zubereitung sollte man allerdings immer etwas Öl zugeben: Denn durch die hohe Geschwindigkeit des Messers wird der Knoblauch sehr stark zerkleinert und unablässig mit Luft in Verbindung gebracht. Dadurch oxidiert er leicht und schmeckt dann bitter – ein Effekt, der durch die Zugabe von Öl vermieden werden kann.

Schalen und Keime

Wer täglich Knoblauch verwendet, kann sich einen Zopf mit Knoblauch in die Küche hängen. Denn bei einer kurzen Aufbewahrungszeit ist auch im Warmen nicht die Gefahr des Auskeimens gegeben.

Geschnittene Zwiebeln kann man in etwas Öl andünsten oder – möglichst luftdicht – in Frischhaltefolie packen. So behalten sie ihr Aroma für einige Tage. Knoblauch will zunächst geschält sein. Wenn die Haut sich nicht lösen will, kann man sie etwas einritzen und die Zehen mit kochendem Wasser überbrühen, wie man das von der Zubereitung von Tomaten kennt. In den meisten Fällen wird es genügen, die Knoblauchzehe unter der Breitseite einer Messerklinge leicht zu quetschen, dann springt die Haut auf und lässt sich leicht abziehen. (Manche Köche legen die Zehen dazu auf etwas Salz, was aber dem Knoblauch nur den Saft entzieht.) Falls der Knoblauch bereits gekeimt hat, entfernen Sie den grünen Keim, er schmeckt meist bitter (hartgesottene Knoblauchfreunde empfinden den Geschmack allerdings nur als intensiver und verwenden den Keim mit).

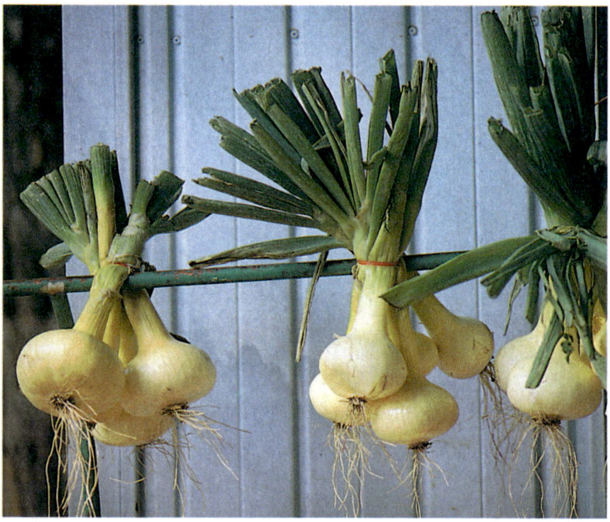

Die klassische Aufbewahrung für Knoblauch und Zwiebeln: zum Zopf geflochten und luftig aufgehängt.

Die besten Tips gegen Geruchsbelästigung

Die bedenklichste Nebenwirkung des Knoblauchs ist, dass er einsam macht: Wer je den Fahrstuhl mit einem Knoblauchfreund teilen musste, tut gern etwas für seine Fitness und wird wieder zum Treppensteiger. Aber – ganz einsam wird man nicht: Wer der duftenden Knolle selbst zugesprochen hat, merkt nicht, wenn sein Gegenüber dünstelt.

Wer seine Umwelt nicht merken lassen will, dass er am Vortag sein Brathähnchen mit 30 Knoblauchzehen bereichert hat (siehe Rezept Seite 104), und auch im Fahrstuhl nicht auf Gesellschaft verzichten will, kann zur Geruchsminderung auf einige Hausrezepturen zurückgreifen.

- Das Trinken von Milch oder Kaffee unmittelbar nach dem Knoblauchgenuss, das gerne empfohlen wird, hilft zumindest bei kleinen Knoblauchmengen.

- Wissenschaftlich belegt ist die Wirkung von Chlorophyll, dem grünen Pflanzenfarbstoff, der für die Umwandlung von Kohlendioxid in Kohlenhydrate mit Hilfe des Sonnenlichts zuständig ist. Dieser Stoff wirkt im Körper desodorierend, d. h. er verhindert (oder mindert) die Geruchsabgabe über die Haut und den Atem. Sie können sich diese Wirkung nutzbar machen, indem Sie sich Chlorophylltabletten aus der Apotheke beschaffen – oder einfach eine ordentliche Dosis Petersilie zum Knoblauch (oder danach) verzehren.

Aber was Sie auch tun: Ganz und gar werden Sie die Geruchsspuren von Knoblauch nicht los. Letztlich hilft da nur, wenn Ihr Gegenüber der gleichen Leidenschaft gefrönt hat.

Leider ist die gesundheitliche Wirkung des Knoblauchs ursächlich mit seinem strengen Geruch verbunden. Alle Tricks helfen da nur sehr bedingt: Am Tag vor dem Bewerbungsgespräch sollten Sie daher lieber mal auf die gesunde Knolle verzichten.

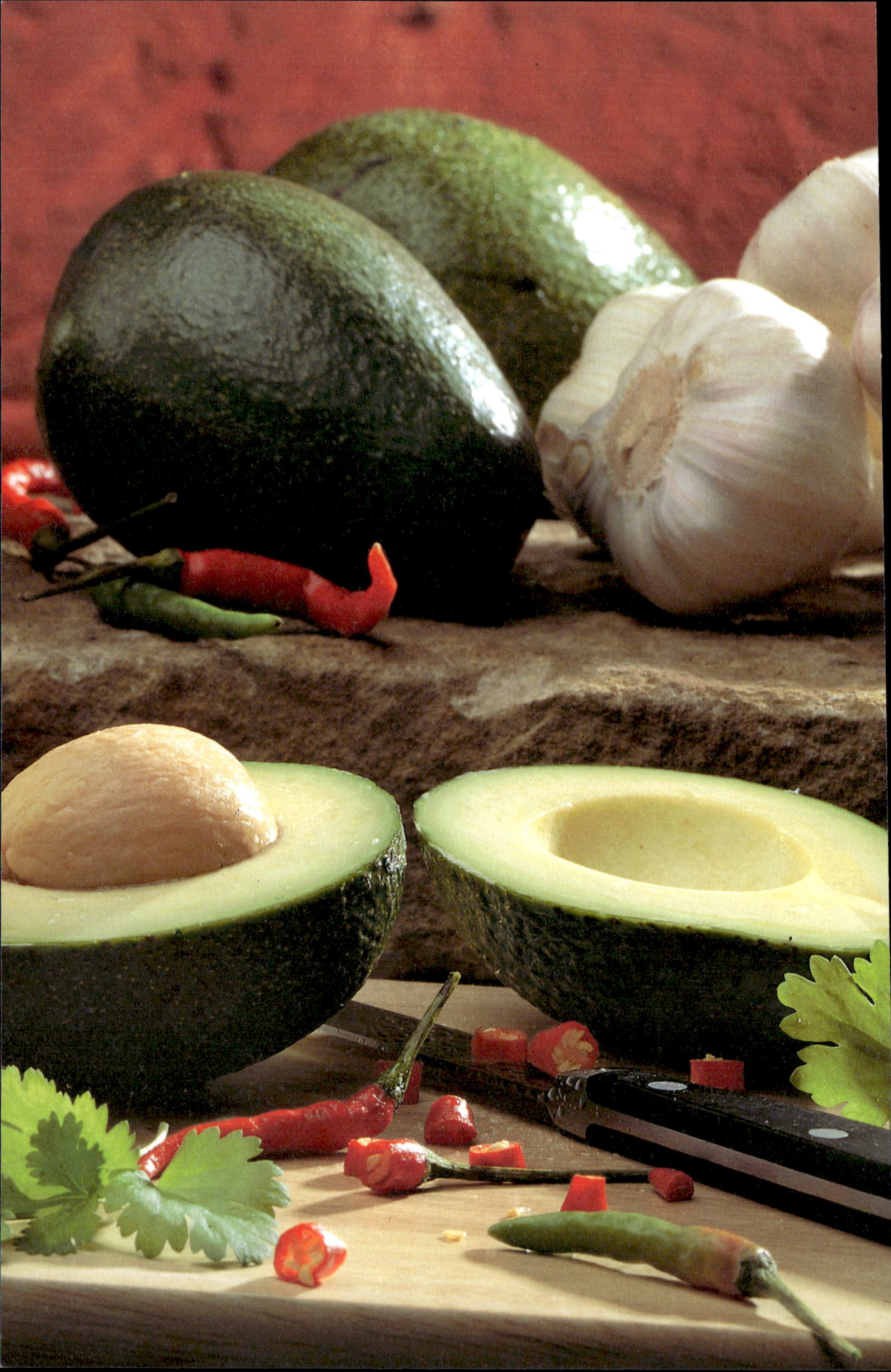

Vorspeisen, Suppen, Saucen und Salate

Knoblauch und Zwiebeln – ob für Saucen oder Salate verwendet, ob zusammen mit anderem Gemüse als Zutaten für bestimmte Gerichte – bereichern jede Vorspeise. Eingelegt sind sie immer ein schmackhafter Vorrat. Warm zubereitet, gekocht oder gebacken, kann je nach Menge ein eigenes kleines Gericht daraus werden. Schmackhafte Suppen sind ohne Zwiebeln und Knoblauch kaum denkbar. Besonders für Gemüse- oder Fischsuppen bieten sie eine würzige Verfeinerung. Wenn Sie den starken Knoblauchgeschmack zu Anfang noch scheuen, können Sie Ihre Suppen auch dadurch geschmacklich abrunden, dass Sie eine ganze geschälte Knoblauchzehe kurz mitkochen lassen und sie vor dem Anrichten entfernen.

Der Phantasie bei der Dosierung von Knoblauch sind keine Grenzen gesetzt. Knoblauchspezialisten wie der französische Haute-Cuisine-Papst Escoffier hielten es für ausreichend, in eine Knoblauchzehe zu beißen und in die Schüssel zu hauchen, um den Salat mit Knoblaucharoma zu versehen.

Von Knoblauchquark bis Zwiebelflan

Die folgenden Dips und pikanten Saucen mit Knoblauch und Zwiebeln können als Beilage zu Fleisch und Gemüse gereicht werden. Auch im Salat dürfen Knoblauch und Zwiebeln als würzige Beigabe nicht fehlen. Die meisten der hier vorgestellten Salate aus der internationalen Küche sind so gehaltvoll, dass Sie sie auch gelegentlich anstelle eines Hauptgerichtes genießen können. Gerade im Sommer verzichtet man gerne einmal auf eine warme Mahlzeit und zieht die erfrischenden Salate vor.

Badischer Zwiebelkuchen

Zubereitung: 30 Minuten
Garzeit: 30 Minuten

Zutaten für 4–6 Personen

500 g Brotteig • Mehl zum Ausrollen • 2 EL Butter
250 g geräucherter Speck • 500 g Zwiebeln • Salz, Pfeffer
125 g Schlagsahne • eventuell 2–3 Eier

1 Den fertig gekauften Brotteig kneten und auf einem mit Mehl bestreuten Brett ausrollen.

2 Ein Backblech mit 1 Esslöffel Butter einfetten, den Teig darauf ausziehen und über die Ränder schlagen.

3 Den Speck klein schneiden und in einer Pfanne auslassen. Die Zwiebeln abziehen, würfeln und in der restlichen Butter andünsten. Speck und Zwiebeln mit Salz und Pfeffer würzen, mit der Sahne vermischen und gleichmäßig auf dem Teig verteilen. Wer nicht so sehr auf Kalorien achten muss, nimmt mehr Sahne und 2 bis 3 Eier für den Belag.

4 Den Blechkuchen im vorgeheizten Backofen bei 175 °C etwa 20 bis 25 Minuten backen lassen. Beliebt und gut für die Verdauung ist die Zugabe von etwas Kümmel vor dem Backen. Nach dem Herausnehmen etwa 5 Minuten stehen lassen. Anschließend den Kuchen in Stücke schneiden und warm servieren.

Variante
Badischer Zwiebelkuchen wird traditionell mit Brotteig gebacken. Man kann Zwiebelkuchen aber auch mit Hefeteig oder Mürbeteig zubereiten.

Zwiebelflan

Zubereitung: 45 Minuten
Garzeit: 45 Minuten

Zutaten für 6–8 Personen

250 g Weizenmehl • 150 g Butter • Salz • 500 g Zwiebeln
150 g süße Sahne • 1 Ei • schwarzer Pfeffer aus der Mühle
Muskatnuss

1 Aus Mehl, 100 Gramm Butter, 1 Prise Salz und ein paar Teelöffeln Wasser einen Mürbeteig kneten, zu einer Kugel formen und ca. 30 Minuten ruhen lassen.

2 Eine Springform mit Butter einfetten, den Teig möglichst dünn ausrollen und die Form damit auslegen. Im auf 200 °C vorgeheizten Backofen auf einem Backblech auf die mittlere Schiene stellen und etwa 15 Minuten lang backen.

3 Inzwischen die Zwiebeln abziehen, in Ringe schneiden und in 1 bis 2 Esslöffeln Butter bei schwacher Hitze etwa 25 Minuten dünsten.

4 Die Sahne, das verquirlte Ei, Salz, Pfeffer und geriebene Muskatnuss hinzugeben.

5 Die Mischung auf den Kuchenboden geben und die Form wieder in den Backofen zurückstellen. Bei 180 °C etwa 30 Minuten fertig backen lassen bis der Belag fest ist.

Zum Zwiebelkuchen im Herbst passt ideal der Federweiße, der fast durchgegorene, spritzige Most, dessen Hefe sich gerade abzusetzen beginnt.

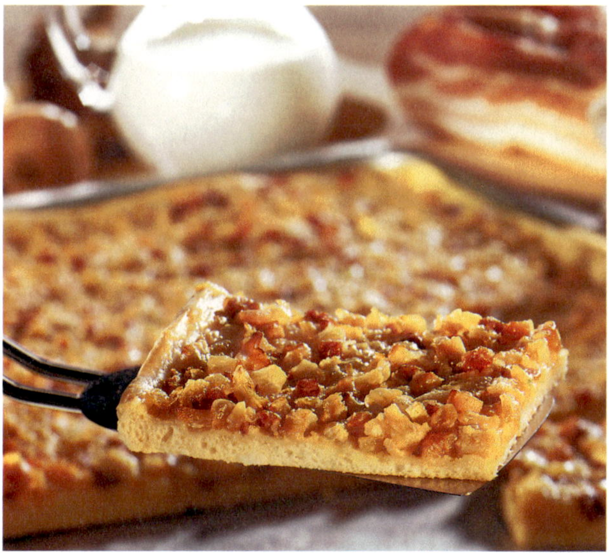

Gibt man eine gehackte Chilischote in die Zwiebelmischung, erhält der Zwiebelkuchen mehr Schärfe.

Knoblauchpasteten

Zubereitung: 10 Minuten
Garzeit: 1 Stunde und 30 Minuten

Zutaten für 8 Personen
10 Knollen Knoblauch • 8 Blätterteigpasteten
1 EL Tomatenmark • 4 EL Schlagsahne • Salz, Pfeffer

1 Die Knoblauchknollen ungeschält in Alufolie wickeln und in den vorgeheizten Backofen legen. Bei ca. 200 °C 1 1/2 Stunden garen.
2 Die Blätterteigpasteten im Backofen erhitzen.
3 Den Knoblauch abziehen, durch ein Sieb streichen, mit Tomatenmark, Sahne, Salz und Pfeffer abschmecken.
4 Das Knoblauchpüree in die Pasteten füllen und warm servieren.

Knoblauchpüree

Zubereitung: 15 Minuten
Garzeit: 1 Stunde

Tip
Statt gekocht können die Knoblauchzehen auch geschält und mit Butter in einer Pfanne weich gedünstet werden.

Zutaten für 200 g Püree
4 Knollen Knoblauch • Salz, Pfeffer • 1 EL Sahne

1 Die Knoblauchzehen am Wurzelende abschneiden und aus der Knolle lösen, aber nicht schälen. In gut 1 Liter Salzwasser 3 Minuten lang kochen; erst dann den Knoblauch aus der Schale lösen.
2 Die Zehen mit frischem Salzwasser bedecken und zum Kochen bringen. 10 Minuten bei schwacher Hitze kochen und wieder abgießen. Den gleichen Vorgang 4- bis 5-mal wiederholen.
3 Den Knoblauch grob schneiden; falls die Zehen grüne Keime enthalten, diese entfernen. Die Sahne kurz erhitzen und die Knoblauchzehen mit der Sahne im Mixer pürieren. Mit Salz und Pfeffer abschmecken.

Knoblauchzehen in Bierteig

Zutaten für 6 Personen
2 Knollen Knoblauch • 1 Ei • 125 g Weizenmehl • 1/2 Glas Bier Salz, Pfeffer • Muskatnuss • 1 TL Olivenöl • Frittieröl zum Ausbacken

Zubereitung: 40 Minuten
Garzeit: 5 Minuten

1 Knoblauch in Zehen trennen und diese abziehen. In siedendem Wasser 5 Minuten blanchieren, abgießen und mit kaltem Wasser abschrecken.
2 Das Ei trennen, Eiweiß steif schlagen.
3 Einen Teig aus Mehl, Eigelb, Bier, Salz, Pfeffer und 1 Prise Muskatnuss zubereiten. Das Olivenöl unterrühren, dann das Eiweiß unterheben.
4 Die Knoblauchzehen durch den Teig ziehen und in heißem Frittieröl goldbraun ausbacken.
5 Die Knoblauchzehen mit einer Schaumkelle herausheben, abtropfen lassen und servieren.

Knoblauchquark

Zutaten für 4 Personen
500 g Magerquark • 1 Tasse Milch • 1 EL Zitronensaft 3 Knoblauchzehen • 4–6 Frühlingszwiebeln • 1 EL Petersilie Salz, Pfeffer

Zubereitung: 15 Minuten

1 Quark mit Milch und Zitronensaft verrühren.
2 Die Knoblauchzehen abziehen und durch die Presse drücken.
3 Frühlingszwiebeln in dünne Scheiben schneiden, das Grün in etwas breitere Streifen. Petersilie waschen, fein wiegen.
4 Alle Zutaten miteinander vermischen und nach Geschmack mit Salz und Pfeffer abschmecken.

Tip
Knoblauchquark kann zu Rohkost und Gegrilltem gereicht werden.

Eingelegter Knoblauch

Zubereitung: 45 Minuten

Tip
Eingelegter Knoblauch ist milder als frischer Knoblauch. Er verleiht Saucen und Salaten dennoch eine pikante Note. Je nach Geschmack kann der Knoblauch zusammen mit etwas Öl oder auch nur das Öl alleine verwendet werden.

Zutaten für 2 Gläser von je 1/2 Liter
4 große Knollen Knoblauch • 1/4 l Weißweinessig
1 gehäufter EL Salz • Kräutermischung nach Wunsch:
Thymian, Oregano, Rosmarin, Salbei, Lorbeer
2 Chilischoten • 3/4 l kaltgepresstes Olivenöl

1 Den Knoblauch in Zehen teilen und diese abziehen.
2 Den Essig mit 1/4 Liter Wasser und Salz zum Kochen bringen und den Knoblauch 3 Minuten mitsieden lassen.
3 Den Topf von der Herdplatte nehmen und den Inhalt erkalten lassen.
4 Die Kräuter waschen und sorgfältig abtrocknen. Die Chilischoten entkernen. Kräuter und Chilis mit den Knoblauchzehen vermischen und auf die beiden gründlich geputzten Gläser verteilen.
5 Die Gläser mit dem Öl auffüllen, bis alle Zutaten gut bedeckt sind. Dabei auf Luftbläschen achten und gegebenenfalls später noch einmal Öl nachfüllen. Die Gläser gut verschließen und an einem kühlen und dunklen Ort mindestens 1 Woche gut durchziehen lassen.

Eingelegte Pilze

Zubereitung: 1 Stunde

Zutaten für 2 Gläser von je 1/2 Liter
1 kg gemischte Pilze nach Gusto (Champignons, Pfifferlinge, Steinpilze, Shiitake) • 1/2 l Weißweinessig • 2 EL Salz
Kräutermischung nach Wunsch: Thymian, Oregano, Rosmarin, Salbei, Lorbeer • 2 Chilischoten
2 Knoblauchzehen • 1/2 l kaltgepresstes Olivenöl

1 Die Pilze sorgfältig reinigen, Stielenden und beschädigte Stellen wegschneiden. Große Exemplare halbieren oder vierteln.
2 Den Essig mit Salz und Kräutern in 1/2 Liter Wasser zum Sieden bringen. Die Pilze 5 Minuten mitkochen, dann im Sud erkalten lassen. Pilze und Kräuter herausnehmen und abtropfen lassen.
3 Die Chilischoten entkernen, die Knoblauchzehen abziehen und halbieren, mit den Pilzen und den Gewürzen mischen und in 2 Gläser einfüllen, dabei leicht zusammendrücken. Mit Olivenöl auffüllen, bis es die Mischung einen Fingerbreit überragt. Dann die Gläser verschließen.
4 Nach einem Tag gegebenenfalls noch etwas Öl zugeben, damit die Pilze vollständig bedeckt sind. Wiederum verschließen und kühl lagern.

Eingelegte Pilze und Paprika sind nicht nur ein nützlicher und schmackhafter Vorrat für alle Gelegenheiten, sondern auch mit vielen Gerichten kombinierbar.

Eingelegter Paprika

Zutaten für 4 Gläser von je 1/2 Liter
1 1/2 kg Paprikaschoten • 6 Knoblauchzehen
1/2 l Weißweinessig • 200 g Zucker • 4 TL Olivenöl • Salz

Zubereitung: 30 Minuten

1 Den Paprika waschen, entkernen, in feine Streifen schneiden. Die Streifen in einem Gefäß mit kochendem Wasser bedecken und 5 Minuten stehen lassen. Abgießen und abtropfen lassen.
2 Knoblauchzehen schälen und halbieren. 1/2 Liter Wasser mit Essig und dem Zucker aufkochen.
3 In 4 Halblitergläsern die Paprikaschoten, den Knoblauch, das Öl und etwas Salz verteilen. Das heiße Essigwasser aufgießen, die Gläser verschließen.

Eingelegte Früchte

Zubereitung: 20 Minuten

Zutaten für 8–10 Personen

500 g gemischte getrocknete Früchte • 1 TL Senfpulver 1 TL Chilipulver • 3 EL Branntweinessig • 3 Knoblauchzehen 1 TL Salz • 4 EL Honig • 2 EL brauner Zucker • 1 TL schwarze Pfefferkörner • 4 Zimtstangen • 6 Gewürznelken

Tip
Eingelegte Früchte passen genau wie Chutney zu indischen Currygerichten oder gebratenem Gemüse.

1 Die getrockneten Früchte grob hacken und in eine Schüssel geben. Senf- und Chilipulver mit dem Branntweinessig verrühren, darüber gießen.

2 Knoblauch abziehen und mit etwas Salz zerdrücken. Mit allen restlichen Zutaten zu den Früchten geben und gründlich mischen.

3 Die eingelegten Früchte ca. 12 Stunden zugedeckt im Kühlschrank ziehen lassen und etwa 1 Stunde vor dem Servieren herausnehmen, damit sich das Aroma entwickeln kann.

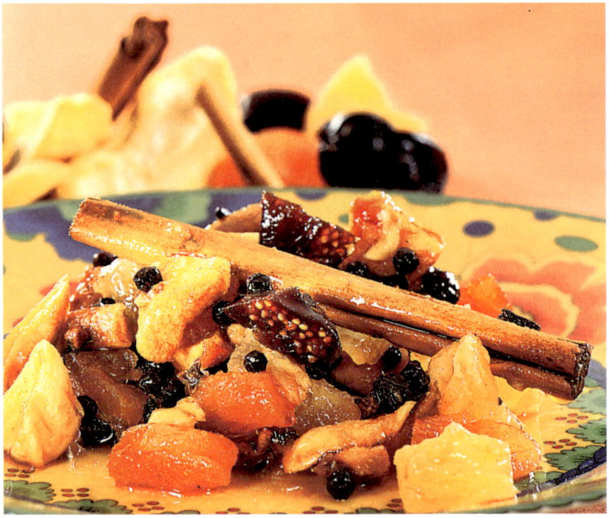

Pickles und Chutneys sind typisch für alle Regionen, die von der indischen Kochkunst profitiert haben.

Zwiebelantipasto

Zutaten für 6 Personen
750 g junge Zwiebeln oder Schalotten • 6 EL Olivenöl
1 TL Zucker • 6 EL Balsamicoessig • Salz, Pfeffer

Zubereitung: 15 Minuten
Garzeit: 10 bis 30 Minuten (nach Größe)

1 Die Zwiebeln abziehen, in siedendem Salzwasser fast gar kochen, dann abtropfen lassen.
2 In einem schweren Schmortopf das Öl erhitzen, die Zwiebeln hineingeben und andünsten. Mit dem Zucker bestreuen und vorsichtig wenden. Den Essig zugießen, mit Salz und Pfeffer würzen.
3 10 Minuten bei schwacher Hitze ziehen lassen.
4 Die Zwiebeln im eingedickten Essigsud abkühlen lassen und lauwarm oder kalt im Schmortopf servieren.

Grapefruit-Zwiebel-Salat

Zutaten für 6 Personen
4 Grapefruits • 4 große rote Zwiebeln • 2 Kopfsalate
1 Tasse Salatsauce aus Essig, Öl, Salz, Pfeffer

Zubereitung: 20 Minuten

1 Die Grapefruits schälen, in Stücke zerlegen. Dabei die weißen Häute entfernen.
2 Die abgezogenen Zwiebeln in dünne Streifen schneiden. Beides kühl stellen (dabei einen Teller über die Schüssel decken, damit nicht der ganze Kühlschrank nach Zwiebeln riecht).
3 Kurz vor dem Servieren die Salatköpfe in mundgerechte Stücke zerteilen. Mit der Sauce aus Essig und Öl, Salz und Pfeffer übergießen, Grapefruits und Zwiebeln darunter heben.

Marinierte Perlzwiebeln

Zubereitung: 1 Stunde
Garzeit: 1 Stunde und 20 Minuten

Zutaten für 6–8 Personen
1 kg Perlzwiebeln (Silberzwiebeln) • 2 Knoblauchzehen
1 Stange Staudensellerie • 2 Stangen Fenchel • 5 Zitronen
10 Pfefferkörner • 10 Korianderkörner • 10 Senfkörner
1/4 l trockener Weißwein • 1/4 l Olivenöl • 1/4 Tasse Petersilie
Salz • 1/2 TL Thymian

Dieses scharf-würzige Gericht ergibt eine ausgezeichnete Vorspeise. Knuspriges Weißbrot mit etwas Schinken oder Salami passt gut dazu.

1 Die Perlzwiebeln abziehen und am Boden kreuzweise einschneiden.

2 Knoblauch, Sellerie und Fenchel nach Bedarf putzen, schälen und zerkleinern.

3 Die Zitronen auspressen (Schalen wegwerfen) und die Gewürzkörner zerdrücken.

4 Alle Zutaten außer den Zwiebeln mit 1 Liter Wasser zum Kochen bringen. Bei schwacher Hitze zugedeckt 1 Stunde leicht kochen lassen. Anschließend durch ein Sieb in einen zweiten Topf abgießen, das Gemüse dabei durch das Sieb streichen.

5 Diese Marinade erneut zum Kochen bringen, die Perlzwiebeln hineingeben und das Ganze etwa 20 Minuten zugedeckt ziehen lassen. Danach die Zwiebeln herausnehmen, die Marinade stark einkochen lassen und zuletzt wieder über die Perlzwiebeln gießen.

6 Kalt stellen und kühl servieren.

Frühlingsomelette

Zubereitung: 10 Minuten
Garzeit: 10 Minuten

Zutaten für 4 Personen
1 Bund Frühlingszwiebeln • 4 EL Butter • 6 Eier • 1 EL Dill
Salz, Pfeffer

1 Die Frühlingszwiebeln waschen, abtropfen lassen und zerschneiden: die weißen Teile in dünne Ringe, die grünen Stängel in fingerbreite Streifen.
2 Die Butter in einer Pfanne erhitzen. Zunächst die weißen Zwiebelringe dünsten, nach 2 Minuten auch die grünen Streifen dazu geben und in der Butter weich dünsten.
3 Die Eier verquirlen, mit dem Dill, Salz und Pfeffer vermischen und zu den Frühlingszwiebeln geben. Bei schwacher Hitze das Omelette backen, mit einem Holzspatel anheben, um dem flüssigen Ei den Weg unter die Frühlingszwiebeln zu bahnen.
4 Wenn die Oberfläche fast fest ist, das Omelette vorsichtig mit dem Holzspatel wenden und auch die andere Seite anbräunen.

Variante
Das Omelette lässt sich mit klein geschnittenem Knoblauch, den man mit den Zwiebeln andünstet, pikant verfeinern.

Thailändischer Krabbendip

Zutaten für 6 Personen
10 Knoblauchzehen • 200 g Schalotten • 10 g getrocknete Chilischoten • 1 Tasse Öl • 150 g getrocknete Krabben 1 Zitrone • 3 EL Fischsauce • 2 EL brauner Zucker

Zubereitung: 30 Minuten

1 Den Knoblauch und die Schalotten abziehen und mit dem Wiegemesser zerkleinern. Die Chilis entkernen und in kleine Ringe schneiden.
2 Das Öl erhitzen, Knoblauch, Schalotten, Chilis und die getrockneten Krabben darin anbraten.
3 Die Zitrone auspressen, den Saft mit der Fischsauce und dem Zucker zu den übrigen Zutaten gießen. Mit dem Stabmixer pürieren.

Griechisches Auberginenpüree

Zubereitung: 1 Stunde

Zutaten für 4–6 Personen

1 kg Auberginen • 4 Schalotten • 2 Knoblauchzehen
5 EL Semmelbrösel • Salz, Pfeffer • 1 Prise Senfpulver
2 EL Balsamicoessig • 1/4 l kaltgepresstes Olivenöl
1 EL Zitronensaft • 1/2 TL Minze

Tip
Das Auberginenpüree sollten Sie immer kalt servieren. Es kann z. B. als Brotaufstrich verwendet werden und ist außerdem als schmackhafte Beilage zu gegrilltem Fleisch oder auch zu Rohkost sehr zu empfehlen.

1 Die Auberginen waschen, den Stielansatz abschneiden. Auf ein Backblech legen, in den vorgewärmten Backofen schieben und bei 180 °C so lange backen, bis die Haut dunkel und runzelig wird und das Fruchtfleisch weich ist. Leicht angebratene Haut gibt dem Püree einen rauchigen Geschmack.

2 Die Auberginen abschrecken und anstechen, um den Dampf entweichen zu lassen, und anschließend abkühlen lassen. Danach das Fruchtfleisch aus der Schale herauslösen und in Würfel schneiden.

3 Schalotten und Knoblauch abziehen und zerkleinern.

4 Im Mixer mit dem Auberginenfleisch und den Semmelbröseln pürieren. Salz, Pfeffer und Senfpulver dazu geben. Zuletzt Essig, Öl und Zitronensaft unterrühren, bis das Püree cremig und etwas fest ist.

5 Mit Minzblättern bestreuen und im Kühlschrank lagern.

Knoblauchtortilla

Zubereitung: 30 Minuten
Garzeit: 25 Minuten

Zutaten für 6 Personen

500 g Kartoffeln • Salz, Pfeffer • 4 EL Olivenöl
2 Knollen Knoblauch • 1 Bund Petersilie • 6 Eier

1 Die Kartoffeln schälen und grob reiben, salzen und pfeffern.
2 Mit der Hälfte des Öls in einer beschichteten Pfanne dünsten.
3 Knoblauch abziehen und in Scheiben schneiden. In die Pfanne geben und 3 Minuten mitdünsten.
4 Petersilie waschen, abtrocknen und fein wiegen. Mit den Eiern verquirlen und die Kartoffel-Knoblauch-Mischung unterrühren, salzen und pfeffern.
5 Das übrige Öl erhitzen und die Masse darin anbacken. Die Pfanne sofort zudecken und bei mittlerer Hitze die Tortilla 20 Minuten stocken lassen. Die Festigkeit prüfen und erst wenden, wenn auch die Oberfläche nahezu omeletteartig ist.
6 Etwa 5 Minuten fertig garen lassen. Heiß oder kalt servieren.

Guacamole

Zutaten für 6 Personen
2 reife Avocados • Zitronensaft • 2 kleine Tomaten
1 kleine Zwiebel • 1 Knoblauchzehe • 1 kleine Chilischote
4 EL Korianderkraut • Salz

Zubereitung: 45 Minuten
Garzeit: 5 Minuten

1 Die Avocados halbieren, das Fleisch aus der Schale löffeln, mit der Gabel zerdrücken und sofort mit etwas Zitronensaft beträufeln.
2 Die Tomaten mit kochendem Wasser überbrühen, abschrecken, häuten und klein hacken.
3 Zwiebel und Knoblauch abziehen, Chili entkernen und alles klein schneiden.
4 Das Korianderkraut fein wiegen, anschließend mit den übrigen Zutaten vermischen und mit Zitronensaft und Salz abschmecken.

Tip
Die Guacamole wird klassischerweise mit Tacos gegessen, kann aber auch z. B. zu Ofenkartoffeln gereicht werden.

Bruschetta

Zubereitung: 15 Minuten

Zutaten für 4 Personen

2 Knoblauchzehen • 8 Scheiben Weißbrot • 4 kleine Tomaten • 2 EL kaltgepresstes Olivenöl • Salz, Pfeffer

Ideal als Vorspeise und als kleiner Imbiss für die Gäste zwischendurch.

1 Die Knoblauchzehen abziehen und halbieren.

2 Das Weißbrot toasten oder mit Olivenöl auf dem Backblech rösten. Das Brot mit der Schnittfläche des Knoblauchs kräftig einreiben.

3 Die Tomaten in kleine Würfel schneiden, Kerne entfernen.

4 Das heiße Brot mit Öl beträufeln und mit den kalten Tomatenstücken belegen. Mit Salz und Pfeffer würzen.

Zwiebelfrittata

Zubereitung: 30 Minuten

Zutaten für 4 Personen

500 g weiße Zwiebeln • Salz, Pfeffer • 1 TL Oregano 2 EL Butter • 6 Eier • 3 EL Olivenöl

1 Die Zwiebeln abziehen und in dünne Ringe schneiden.

2 Salz und Pfeffer mit Oregano mischen und die Zwiebeln darin wälzen.

3 Die Butter erhitzen und die Zwiebeln etwa 10 Minuten andünsten.

4 Eier verrühren, Zwiebelringe untermischen und alles mit Salz und Pfeffer würzen.

5 Das Öl sehr stark erhitzen. Die Zwiebel-Eier-Masse hineinstürzen und mit dem Kochlöffel umrühren, bis sie zu stocken beginnt. Die Frittata fast fest werden lassen.

6 Die Frittata wenden und auch die andere Seite bräunen.

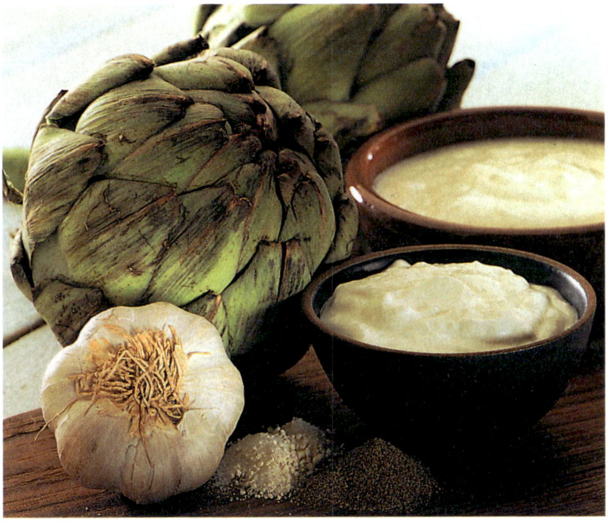

Der Knoblauchdip ist eine leichte und sehr pikante Alternative zur klassischen Sauce Hollandaise. Wie diese passt er ideal zu Artischocken, aber auch zu Fisch- und Fleischgerichten.

Artischocken mit Knoblauchdip

Zutaten für 2 Personen

2 frische Artischocken • 2 Knoblauchzehen
60 g Sauerrahm • 150 g fettarmer Joghurt
etwas Knoblauchsalz • weißer Pfeffer

Zubereitung: 30 Minuten

1 Artischocken waschen und in Salzwasser ca. 20 Minuten ziehen lassen.

2 Den Knoblauch abziehen und fein zerdrücken.

3 Sauerrahm und Joghurt miteinander verrühren und den Knoblauch untermischen. Mit Knoblauchsalz und weißem Pfeffer würzen.

4 Die Artischocken aus dem Topf nehmen, gut abtropfen lassen und sofort anrichten.

5 Zum Verzehr die Artischockenblätter herauszupfen und in die Knoblauchsauce tunken.

Tip

Auch der Artischockenboden schmeckt sehr gut. Nur die Fasern bitte nicht mitessen!

Zwiebelcremesuppe

Zubereitung: 30 Minuten
Garzeit: 30 Minuten

Zutaten für 4 Personen
600 g Zwiebeln • 1 große Kartoffel • 3 EL Butter
1/4 l Hühnerbrühe • 200 g Schlagsahne • Salz, Pfeffer
2 EL Weißwein • 1 EL Crème fraîche

1 Zwiebeln abziehen, Kartoffel schälen, alles grob würfeln. Die Butter in einem Topf erhitzen und das Gemüse etwa 10 Minuten dünsten.
2 Mit Hühnerbrühe und Sahne aufgießen, zum Sieden bringen und zugedeckt ca. 15 Minuten leicht kochen lassen.
3 Zwiebeln und Kartoffel pürieren und zur Suppe zurückgeben.
4 Mit Salz, Pfeffer und Wein abschmecken, vor dem Servieren die Crème fraîche unterrühren.

Avocado-Spinat-Suppe

Zubereitung: 30 Minuten
Garzeit: 30 Minuten

Zutaten für 4 Personen
2 reife Avocados • 250 g Spinat • 4 Knoblauchzehen
1/2 l Hühnerbrühe • 2 EL Crème fraîche • 1 EL Butter aus dem Eisfach • Zitronensaft • Salz, Pfeffer

Variante
Die Suppe kann auch eiskalt gereicht werden.

1 Avocados halbieren, Fruchtfleisch mit dem Löffel herauslösen. Spinat waschen und verlesen. Die Knoblauchzehen abziehen und zerkleinern.
2 Die Hühnerbrühe zum Kochen bringen und die vorbereiteten Zutaten hineinrühren. 20 Minuten leicht kochen lassen.
3 Das gekochte Gemüse pürieren.
4 Crème fraîche und Butter unterrühren, mit Zitronensaft, Salz und Pfeffer kräftig abschmecken.

Badische Zwiebelsuppe

Zutaten für 4 Personen
500 g Zwiebeln • 4 EL Butter • 20 g Mehl • 1 l Fleischbrühe 2 Scheiben Toastbrot • 1/2 Bund Petersilie • 1/2 Bund Schnittlauch • 5 EL Schlagsahne • 2 Eigelbe • 1/8 l badischer Weißwein

Zubereitung: 20 Minuten
Garzeit: 20 Minuten

1 Die Zwiebeln abziehen, in dünne Streifen schneiden und in einem Topf mit 2 Esslöffeln Butter glasig andünsten. Mit Mehl bestäuben und 1 bis 2 Minuten unter Rühren anschwitzen lassen.

2 Die Fleischbrühe langsam dazu gießen, das Ganze gut verrühren und 20 Minuten leicht kochen lassen.

3 Das Toastbrot entrinden, würfeln, die restliche Butter in einer Pfanne erhitzen und das Brot darin goldgelb rösten.

4 Petersilie und Schnittlauch waschen und anschließend fein wiegen.

5 Sahne, Eigelbe und Weißwein schaumig verquirlen. Die Suppe von der Herdplatte nehmen und die Sahne-Wein-Mischung unterrühren. Das Ganze zugedeckt noch etwa 2 Minuten ziehen lassen. Zur zusätzlichen Verfeinerung der Zwiebelsuppe kann man noch etwas frisch gemahlenen weißen Pfeffer in die Sahne-Wein-Mischung geben.

6 Die gerösteten Toastwürfel in vorgewärmten Suppentassen anrichten, die Suppe darüber gießen und zuletzt mit den frisch gehackten Kräutern bestreuen. In der bayerischen Küche verwendet man übrigens auch häufig altbackenes Schwarzbrot, das man in kleine Stücke schneidet und dann mit der Suppe übergießt.

Diese Suppe ist sehr sättigend und ergibt ein gutes Hauptgericht. Danach reicht man am besten noch eine leichte Nachspeise.

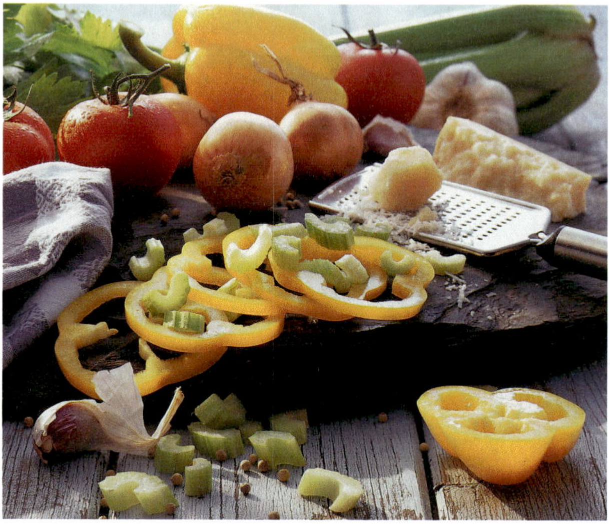

Nahrhaft und köstlich – die Zutaten für die Minestrone, den italienischen Gemüsesuppenklassiker, versprechen einen Hochgenuss.

Joghurt-Gurken-Suppe

Zubereitung: 30 Minuten

Zutaten für 4 Personen

1 Salatgurke • 4 Knoblauchzehen • 4 EL Korianderkraut
100 g Walnüsse • 2 EL Olivenöl • Salz, Pfeffer
500 g Joghurt • 1/2 l Eiswasser

Variante
Sie können zur Suppe vor dem Servieren noch zusätzlich frisch gehackte Kräuter wie Petersilie, Dill und Schnittlauch geben.

1 Die Gurke schälen und grob raspeln.

2 Den Knoblauch abziehen und durchpressen, das Korianderkraut waschen und fein wiegen, die Nüsse klein hacken.

3 Gurkenraspel, Knoblauch, Koriander, Walnüsse und Olivenöl gut vermischen und das Ganze mit Salz und Pfeffer abschmecken.

4 Die Masse anschließend an einem kühlen Ort mindestens 1 Stunde ziehen lassen.

5 Mit Joghurt und Eiswasser verrühren, kalt servieren.

Italienische Gemüsesuppe

Zutaten für 6 Personen

300 g Zwiebeln • 1 Knoblauchzehe • 3 Paprikaschoten
2 Stangen Staudensellerie • 300 g Tomaten • 5 EL Olivenöl
1 l Fleischbrühe • Salz, Pfeffer • 6 Scheiben Weißbrot
1 Tasse geriebener Parmesankäse

1 Die Zwiebeln abziehen und in Ringe schneiden.
2 Die Knoblauchzehe abziehen und klein schneiden.
3 Die Paprikaschoten waschen, Stiel und Kerne entfernen und das Fruchtfleisch in Ringe schneiden.
4 Sellerie putzen, schlechte und vertrocknete Stellen wegschneiden, die Stangen in Scheibchen schneiden.
5 Die Tomaten mit siedendem Wasser überbrühen, kalt abschrecken, häuten und anschließend mit einem Messer grob zerkleinern.
6 Das Olivenöl in einem Topf erhitzen und die vorbereiteten Zwiebeln und die Knoblauchwürfel darin andünsten, bis sie eine goldgelbe Färbung annehmen.
7 Die Paprikaringe und die Sellerieescheiben hinzufügen und 5 Minuten mitdünsten.
8 Die Tomatenstücke zugeben und zugedeckt etwa 30 Minuten lang leicht kochen lassen.
9 Wenn der Paprika gar gekocht ist, die Fleischbrühe hinzugießen, das Ganze 10 Minuten ziehen lassen und nach Geschmack mit Salz und Pfeffer abschmecken.
10 Je 1 Scheibe frisches Weißbrot in die Teller geben und die Gemüsesuppe aufgießen.
11 Die Suppe vor dem Servieren mit ein wenig geriebenem Parmesankäse bestreuen.

Zubereitung: 20 Minuten
Garzeit: 45 Minuten

Tip

In Italien wird das Gemüse oft regelrecht verkocht; dadurch wird die Suppe zwar noch schmackhafter, aber nicht gerade gesünder. Sämtliche Vitamine sind dann verloren.

Knoblauchsuppe

Zubereitung: 20 Minuten
Garzeit: 20 Minuten

Zutaten für 4 Personen

15 Knoblauchzehen • 3 Salbeiblätter • 1 Lorbeerblatt Salz, Pfeffer • 3 Eigelbe • 6 EL Olivenöl • 1 Messerspitze Muskatpulver • 6 Scheiben Toastbrot • 1 Tasse geriebener Parmesankäse

Variante
Die Suppe kann noch mit etwas Crème fraîche oder Schlagrahm verfeinert werden. Nachdem Sie den Rahm zugegeben haben, sollte die Suppe nur mehr vorsichtig erhitzt und nicht aufgekocht werden.

1 Die Knoblauchzehen abziehen und in 1 1/2 Liter Wasser aufkochen, die Salbeiblätter und den Lorbeer hinzufügen, mit etwas Salz und Pfeffer würzen.

2 Nach etwa 20 Minuten Kochzeit den Salbei und den Lorbeer entfernen. Den Knoblauch durch ein Sieb streichen und in die Suppe zurückgeben.

3 Die Eigelbe mit der Hälfte des Öls vermischen und gut verrühren.

4 Die Suppe von der Herdplatte nehmen und die Eigelb-Öl-Mischung vorsichtig unterrühren; mit dem Muskatpulver würzen.

5 Das Toastbrot entrinden, würfeln und mit dem geriebenen Käse und dem restlichen Öl vermengen.

6 Die Brotmischung in vorgewärmte Suppenteller geben und die heiße, aber nicht mehr kochende Suppe darüber gießen und servieren.

Französische Zwiebelsuppe

Zubereitung: 30 Minuten
Garzeit: 10 Minuten

Zutaten für 4 Personen

600–700 g Zwiebeln • 2 EL Öl • 4 TL Zucker • Salz, Pfeffer 1 1/2 l Fleischbrühe • 2 Knoblauchzehen • Zitronensaft 4 Scheiben Weißbrot • 100–150 g geriebener Käse (z. B. Emmentaler)

1 Die Zwiebeln abziehen und in dünne Scheiben schneiden. Das Öl in einem Topf erhitzen und darin die Zwiebeln ca. 10 Minuten dünsten.
2 Mit Zucker, Salz und Pfeffer würzen und weitere 10 Minuten schmoren lassen, bis die Zwiebeln goldbraun sind.
3 Die Brühe aufgießen und das Ganze zum Kochen bringen.
4 Die Knoblauchzehen schälen und in die Suppe pressen, mit dem Zitronensaft abschmecken.
5 Weitere 10 Minuten bei schwacher Hitze zugedeckt kochen lassen.
6 Die Zwiebelsuppe in feuerfeste Tassen geben. Jeweils 1 Scheibe Weißbrot und ca. 25 Gramm geriebenen Käse darüber geben und im Backofen bei 200 °C 5 bis 10 Minuten überbacken.
7 Sobald der Käse zerschmolzen ist, kann die Suppe serviert werden.

Eine Variante zur Verfeinerung: Geben Sie der Suppe noch 3 Esslöffel Sherry und 2–3 Esslöffel Dijon-Senf zu. Überstreuen Sie die Suppe zum Servieren mit Petersilie oder Schnittlauch.

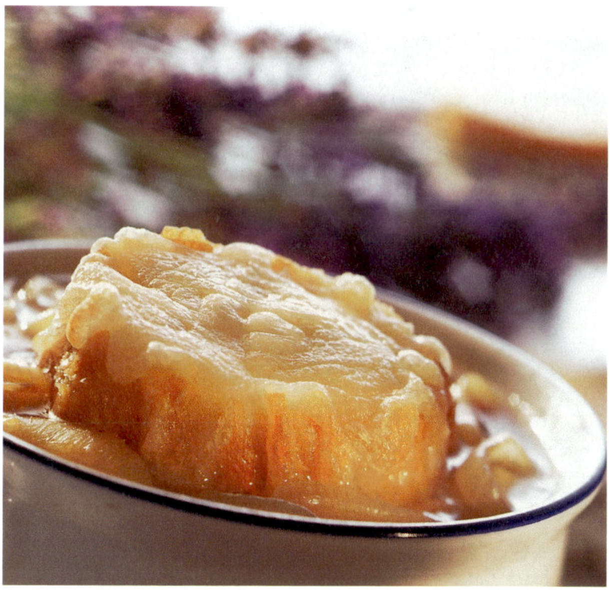

Als wahrer Klassiker ist die französische Zwiebelsuppe mittlerweile weltweit bekannt.

Baskische Fischsuppe

Zubereitung: 20 Minuten
Garzeit: 55 Minuten

Zutaten für 4–6 Personen
3 Zwiebeln • 3 Knoblauchzehen • 1 Tasse Olivenöl Salz, Pfeffer • Kräuterstrauß (Thymian, Oregano, Koriander, Lorbeer) • 750 g Seehecht • Zitronensaft Weißbrotscheiben

1 Die Zwiebeln und den Knoblauch abziehen und fein würfeln.

2 Das Öl bis auf 1 Esslöffel in einen ofenfesten Topf geben und die Zwiebel- und Knoblauchwürfel darin anrösten, bis sie eine bräunliche Färbung annehmen.

3 Mit 1 1/2 Liter Wasser aufgießen, nach Geschmack salzen und pfeffern, danach die verschiedenen Würzkräuter zugeben. Anschließend das Ganze zugedeckt etwa 15 Minuten leicht kochen lassen.

4 Den Fisch in Würfel schneiden, mit Zitronensaft beträufeln und in den Sud geben. Die Suppe bei wenig Hitze ca. 40 Minuten gar kochen, den Kräuterstrauß entfernen und abschmecken.

5 Die Brotscheiben im restlichen Öl anrösten und in eine Suppenterrine legen.

6 Die heiße Fischsuppe darüber gießen und sofort servieren.

Variante
Anstelle des Wassers kann man auch Fischsud oder Fischfond verwenden; dadurch wird die Suppe im Fischgeschmack intensiver.

Griechische Linsensuppe

Zubereitung: 30 Minuten
Garzeit: 50 Minuten

Zutaten für 4 Personen
250 g Linsen • 1 Zwiebel • 15 Knoblauchzehen • 4 Eigelbe 6 EL Olivenöl • 3 Salbeiblätter • 1 Lorbeerblatt • Saft von 1/2 Zitrone • Salz, Pfeffer • 1 Messerspitze Muskat 4 Scheiben Toastbrot • 1 Tasse geriebener Parmesankäse

1 Die Linsen über Nacht einweichen, abspülen und abtropfen lassen.
2 Zwiebeln und Knoblauch abziehen und klein würfeln.
3 In einem Topf mit den Linsen und 6 Tassen Wasser zum Kochen bringen.
4 30 Minuten zugedeckt köcheln lassen. Öl, Salbei, Lorbeer, Zitronensaft, Salz, Pfeffer und Muskat zugeben und weitere 10 Minuten ziehen lassen. Den Lorbeer entfernen.
5 Die Suppe nochmals kurz aufkochen lassen und die ganzen Eigelbe hineingeben.
6 Nach 3 bis 4 Minuten je 1 Eigelb in eine Suppentasse mit je 1 Scheibe getoastetem Brot und 1 Esslöffel Parmesankäse geben und sofort servieren.

Tip
Wenn Sie die Linsen vor dem Einweichen gut waschen, können Sie das Einweichwasser auch zum Kochen verwenden.

Kräutersauce

Zutaten für 4 Personen
8 Knoblauchzehen • 2 EL Senf • 2 Tassen frische Kräuter nach Wunsch: Petersilie, Basilikum, Korianderkraut, Liebstöckel • 1/8 l kaltgepresstes Olivenöl • Salz, Pfeffer 1 EL Zitronensaft

Zubereitung: 45 Minuten

1 Die Knoblauchzehen abziehen und mit dem Senf pürieren.
2 Die frischen Kräuter waschen, die harten Stiele entfernen und die Blätter zum Knoblauch-Senf-Gemisch zugeben und ebenfalls mit dem Mixer fein pürieren.
3 Langsam das kaltgepresste Olivenöl hinzufügen, dabei ständig weiterrühren.
4 Anschließend die Sauce mit etwas Salz und Pfeffer sowie dem Zitronensaft abschmecken und bei Bedarf mit etwas Wasser verdünnen.

Aioli

Zubereitung: 35 Minuten

Zutaten für 8 Personen
12 Knoblauchzehen • 1 TL Salz • 2 Eigelbe
1/2 l kaltgepresstes Olivenöl • Saft von 1 Zitrone

Tip
Aioli eignet sich als Dip zu gegrilltem Fisch oder Fleisch genauso wie zu Ofenkartoffeln, Stangensellerie oder Artischocken.

1 Den Knoblauch abziehen, grob zerkleinern und mit dem Salz im Mörser zerreiben oder pürieren.
2 Die Eigelbe nach und nach zu der Paste hinzurühren, bis eine dickschaumige Masse entsteht.
3 1 Tasse Öl sehr vorsichtig darunter mischen, zu einer cremigen Mayonnaise rühren.
4 Genauso langsam 1 Teelöffel heißes Wasser und 1 Esslöffel Zitronensaft beifügen. In dieser Reihenfolge allmählich das restliche Öl, 2 bis 3 Teelöffel heißes Wasser und den Zitronensaft hineinrühren.

Griechische Knoblauchsauce

Zubereitung: 45 Minuten

Zutaten für 6 Personen
2 mittelgroße Kartoffeln • 6–8 Knoblauchzehen • 1 TL Salz
1/2 Tasse Olivenöl • 2 EL Weißweinessig

1 Die Kartoffeln kochen.
2 Knoblauchzehen abziehen, grob zerkleinern und in einem Mörser mit dem Salz zerstoßen.
3 Die gekochten Kartoffeln mit der Gabel zerdrücken und den Knoblauch zugeben.
4 Die Masse verrühren, dabei abwechselnd Öl und Essig in kleinen Mengen hinzuträufeln, bis eine weiche Paste entstanden ist.
5 Vor dem Servieren mindestens 2 Stunden kühl ruhen lassen.

Bagna Cauda

Zutaten für 4–6 Personen
5 Knoblauchzehen • 2 Sardellenfilets • 250 g Butter
3 EL kaltgepresstes Olivenöl • 1 Tasse Sahne • Pfeffer, Salz

Zubereitung:
15 Minuten
Garzeit:
10 Minuten

1 Den Knoblauch abziehen und durch eine Presse drücken.
2 Sardellenfilets putzen und mit dem Wiegemesser sehr klein schneiden.
3 Butter und Öl langsam in einer Pfanne erhitzen.
4 Knoblauch zugeben und 5 Minuten unter Rühren in der Fettmischung ziehen lassen.
5 Die Sardellenfilets und die Sahne hineingeben und weitere 5 Minuten bei schwacher Hitze verrühren.
6 Die Sauce mit Pfeffer und falls nötig noch mit etwas Salz abschmecken.

Tzatziki

Zutaten für 4–6 Personen
1 Salatgurke • 2 Knoblauchzehen • 250 g Joghurt
250 g Magerquark • 1 EL Olivenöl • 1 TL Zitronensaft
1 TL Dill • 1 TL Thymian • Salz, Pfeffer, eventuell Zucker

Zubereitung:
20 Minuten

Tip
Tzatziki ist eine traditionell griechische Sauce, die sehr gut zu gebratenem Fleisch und Gemüse oder zu Rohkostplatten passt.

1 Die Gurke schälen und fein raspeln.
2 Knoblauchzehen abziehen und durchpressen.
3 Den Joghurt, den Quark, das Olivenöl, den Zitronensaft und die gehackten Kräuter mischen, den Knoblauch dazu geben und anschließend alles gut verrühren.
4 1 Stunde im Kühlschrank ruhen lassen, danach mit Salz und Pfeffer abschmecken, eventuell 1 Prise Zucker beigeben.

Thailändische Chilisauce

**Zubereitung:
20 Minuten
Garzeit:
15 Minuten**

Zutaten für 6 Personen
*10 frische Chilischoten • 6 Knoblauchzehen • 6 Schalotten
2 Zitronen • 1 EL brauner Zucker • 4 EL Fischsauce*

1 Die Chilischoten entkernen und fein hacken.

2 Knoblauch und Schalotten abziehen, in Scheiben und Ringe schneiden und fein wiegen.

3 Das Gemüse in einer Pfanne ohne Fett rösten, bis es leicht braun wird.

4 Die Zitronen auspressen, den Saft mit dem Zucker und der Fischsauce zur angerösteten Chilimischung geben.

5 Aufkochen und 10 Minuten zugedeckt sieden lassen. Bei Bedarf etwas Wasser zugeben.

6 Die Mischung mit dem Stabmixer pürieren.

7 Die fertige Chilisauce in ein Glas füllen, abkühlen lassen und im Kühlschrank aufbewahren.

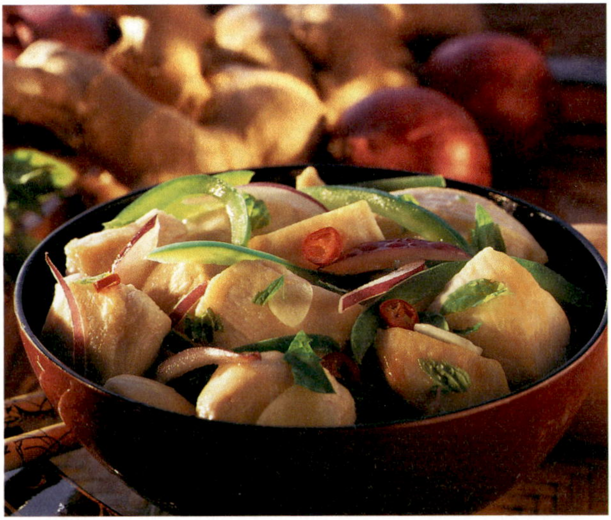

Der scharfe Geschmack des Ingwers eignet sich nicht nur für fernöstliche Gerichte wie diesen thailändischen Hühnchensalat.

Schalottensauce

Zutaten für 6 Personen
4 Schalotten • 1 Knoblauchzehe • 2 EL Butter
1 EL Noilly Prat (Wermut) • 125 g Sahne • Salz, Pfeffer

Zubereitung: 20 Minuten
Garzeit: 5 Minuten

1 Schalotten und Knoblauch abziehen, fein wiegen und in der Butter bei schwacher Hitze dünsten.
2 Mit dem Wermut ablöschen, die Sahne aufgießen und das Ganze aufkochen lassen.
3 Mit Salz und Pfeffer abschmecken, noch kurz kochen lassen, mit dem Mixer fein pürieren.

Thailändischer Hühnchensalat

Zutaten für 4 Personen
400 g Hühnerbrust • 2 rote Zwiebeln
1/2 grüne Paprikaschote • 1 Chilischote • 1 Bund Minze
1 Knoblauchzehe • 1/2 TL Ingwer • 4 TL helle Sojasauce
4 TL Fischsauce • 2 EL Zitronensaft • 2 TL Zucker

Zubereitung: 45 Minuten

1 Das Hühnchenfleisch in Würfel schneiden.
2 In einer beschichteten Pfanne die Fleischstücke ohne Fett erhitzen, bis sie weiß sind.
3 Die Zwiebeln abziehen und in Scheiben schneiden. Die Paprikaschote waschen und in dünne Streifen schneiden. Die Chili entkernen und in feine Ringe zerteilen. Die Minze waschen, mit dem Fleisch und dem Gemüse vermischen.
4 Knoblauch und Ingwer schälen, sehr fein hobeln.
5 Mit der Soja- und der Fischsauce sowie mit Zitronensaft und Zucker eine Salatsauce herstellen, mit dem Salat gut vermengen und servieren.

Ingwer enthält den Wirkstoff Gingerol, der den Abbau des Blutgerinnungsstoffs Fibrin fördert.

Griechischer Sommersalat

Zubereitung: 20 Minuten

Zutaten für 6 Personen

1 Zwiebel • 1 Knoblauchzehe • 1 Salatgurke • 3 Tomaten
2 grüne Paprikaschoten • 6 EL Olivenöl • 2 EL Essig
Salz, Pfeffer • 150 g Schafskäse (Feta)
1 Hand voll schwarze Oliven • Petersilie zum Garnieren

1 Das Gemüse gründlich waschen.

2 Die Zwiebel, den Knoblauch und die Gurke schälen.

3 Die Tomaten in Schnitze teilen, die Paprikaschoten entkernen und würfeln, die Gurke in halbe Scheiben, die Zwiebel in Ringe, den Knoblauch in kleine Stückchen schneiden.

4 Sämtliche Zutaten in eine Salatschüssel geben und anschließend gut vermischen.

5 Aus Öl, Essig, Salz und Pfeffer eine Vinaigrette herstellen und über den Salat geben.

6 Den Schafskäse in nicht zu kleine Stückchen zerbröckeln und mit den Oliven über den Salat verteilen.

7 Einmal gut durchrühren und die gehackte glatte Petersilie darüber streuen.

8 Den Salat mit Fladenbrot und ein wenig Tzatziki (Rezept siehe Seite 63) servieren.

Tip
Der Salat kann wahlweise anstatt mit Essig auch mit einigen Esslöffeln Zitronensaft angemacht werden.

Mediterraner Tintenfischsalat

Zubereitung: 1 Stunde, einige Stunden ziehen lassen

Zutaten für 6 Personen

1 kg Tintenfisch • 9 EL Olivenöl • 1 rote Paprikaschote
4 Knoblauchzehen • 4 Sardellenfilets • Salz • 1 TL Senf
3 EL Balsamicoessig • 1 Zitrone • 1 Bund Petersilie
100 g schwarze Oliven

1 Den Tintenfisch säubern und in Ringe schneiden.
2 Mit 3 Esslöffeln Öl bei mittlerer Hitze gar dünsten und in einem Sieb abtropfen lassen.
3 Paprika waschen, entkernen, in Streifen schneiden und im gleichen Öl gar dünsten; danach zum Tintenfisch geben.
4 Den Knoblauch abziehen, grob hacken und mit den geputzten Sardellen und etwas Salz in einem Mörser zerstoßen.
5 Zusammen mit dem restlichen Öl, Senf, Essig und Zitronensaft zu einer cremigen Sauce verrühren und mit Tintenfisch und Paprikastreifen gründlich vermischen.
6 Die Petersilie waschen, fein wiegen und mit den Oliven zu den übrigen Zutaten geben.
7 Den Tintenfischsalat mehrere Stunden ziehen lassen, dazwischen noch einige Male gründlich umrühren.

Weiße-Bohnen-Salat

Zutaten für 6 Personen
400 g getrocknete weiße Bohnen • 4 große weiße Zwiebeln
1/4 l Olivenöl • 1/8 l Zitronensaft • 1 TL Balsamicoessig
Salz, Pfeffer • 1/2 Bund Petersilie

Zubereitung: 45 Minuten

1 Die Bohnen über Nacht einweichen.
2 Am nächsten Tag in Salzwasser weich kochen.
3 Zwiebeln schälen, fein wiegen und zu den abgetropften Bohnen geben.
4 Öl, Zitronensaft, Essig, Salz und Pfeffer mit dem Schneebesen gut verrühren und zu dem Salat geben.
5 Den Salat kalt stellen und ziehen lassen.
6 Vor dem Servieren Petersilie waschen, fein wiegen und darunter mischen.

Tip
Nach Belieben können Sie diesen Salat noch mit Thunfisch verfeinern.

Antipastosalat

Zubereitung: 1 Stunde, 30 Minuten kühlen

Zutaten für 4 Personen

1 Aubergine • je 1 rote, gelbe, grüne Paprikaschote
1 große rote Zwiebel • 1 Knoblauchzehe • 3 Tomaten
2 EL Olivenöl • 1 EL Kapern • 2 EL Balsamicoessig
Salz, Pfeffer • 1/2 Bund Petersilie

Der Auberginengeschmack kann auf verschiedene Weise intensiviert werden: Versuchen Sie, 1 Esslöffel Tahina darunter zu mischen oder den Salat mit gerösteten Sesamsamen zu verfeinern.

1 Das Gemüse waschen und mit Küchenpapier trockentupfen.

2 Die Aubergine in dünne Scheiben schneiden, mit Salz bestreuen, 20 Minuten lang Feuchtigkeit ziehen lassen, dann kalt abwaschen und trocknen.

3 Inzwischen die bunten Paprikaschoten von Kernen und Stielansatz befreien und in dünne Streifen schneiden.

4 Zwiebel und Knoblauch abziehen, in dünne Ringe bzw. in kleine Würfel schneiden.

5 Die Tomaten kurz mit siedendem Wasser übergießen, kalt abschrecken, enthäuten und in dünne Scheiben schneiden.

6 In einer Pfanne das Olivenöl erhitzen, die Zwiebel, den Knoblauch und die Paprika darin andünsten und zugedeckt ein paar Minuten bei mittlerer Hitze schmoren lassen.

7 Die Auberginenscheiben unter dem Grill ein paar Minuten anbräunen, danach die Scheiben in Achtel schneiden, mit dem anderen Gemüse und den Kapern in eine Schüssel geben.

8 Den Balsamicoessig darüber gießen, nach Belieben mit Salz und Pfeffer abschmecken.

9 Die Petersilie waschen, abtrocknen, fein wiegen und unter den Salat mischen.

10 Den Salat an einen kühlen Ort stellen, etwa 30 Minuten durchziehen lassen und servieren.

Linsensalat

Zubereitung: 35 Minuten

Zutaten für 6 Personen

400 g getrocknete Linsen (Le Puy) • 1 Kräuterstrauß (Petersilie, Lorbeer, Thymian) • 3 Schalotten 1 Knoblauchzehe • 1 TL Senf • Salz, Pfeffer • 5 EL Sherryessig 3 EL Balsamicoessig • 9 EL Walnussöl • 3 EL Weißwein

1 Die Le-Puy-Linsen mit dem Kräutersträußchen in 1 1/2 Litern Salzwasser zum Sieden bringen und in 30 Minuten gar, aber noch bissfest kochen, danach in einem Sieb gut abtropfen lassen.

2 Schalotten und Knoblauch abziehen, sehr fein wiegen und mit den übrigen Zutaten zu einer Vinaigrette verrühren.

3 Dressing über die noch warmen Linsen geben und gut durchmischen.

Brokkolisalat

Zubereitung: 30 Minuten, 1 Stunde ziehen lassen

Zutaten für 4–6 Personen

1 kg Brokkoli • 3 Schalotten • 3 Knoblauchzehen 4 EL Balsamicoessig • 1/8 l kaltgepresstes Olivenöl Salz, Pfeffer

1 Den Brokkoli waschen und in kleine Röschen zerteilen.

2 In kochendem Salzwasser etwa 5 Minuten blanchieren und kalt abschrecken.

3 Schalotten und Knoblauch abziehen und fein wiegen. Mit Essig und Öl gut verrühren, Salz und Pfeffer hinzugeben.

4 Die Vinaigrette über den Brokkoli gießen und mindestens 1 Stunde ziehen lassen.

5 Salat kalt oder lauwarm servieren.

Aromatisierte Essige und Öle

Eine besonders gelungene Verbindung gehen Zwiebeln und Knoblauch mit Essigen und Ölen ein. Einerseits werten sie diese Substanzen geschmacklich auf, andererseits ist ihr Eigengeschmack, in Essig oder Öl gebunden, in praktischer Form verfügbar. Wer einen dezenten Hauch Zwiebel oder Knoblauch mit einer Bewegung des Handgelenks an seine Gerichte – speziell natürlich an seine Salate und Vorspeisen – bringen will, sollte sich die Mühe machen, ihren Geschmack auf Flaschen zu ziehen.
Die Mengenangaben sind für je 1/2 Liter Öl oder Essig berechnet.

Zwiebeln in Essig

Zwiebeln werden deutlich milder – und entfalten ihren Geschmack im Salat trotzdem besonders gut –, wenn man sie einige Zeit vor dem Verzehr gehackt oder in Ringe geschnitten in Essig ziehen lässt.

Knoblauch und Kräuter in Essig

● **Rosmarin-Knoblauch-Essig**
2 Zweige Rosmarin und 4 Knoblauchzehen
Durch sein leicht pinienartiges Aroma ideal zu südländischen Vorspeisen.

● **Salbei-Knoblauch-Essig**
8–10 Salbeiblätter und 4 Knoblauchzehen
Eignet sich vorzüglich, um Blattsalate zu Fischgerichten zu aromatisieren.

● **Thymian-Knoblauch-Essig**
2 Zweige Thymian und 4 Knoblauchzehen
Passt zu rustikalen mediterranen Salaten, die zu Nudel- und Lammgerichten gereicht werden.

● **Estragon-Knoblauch-Essig**
4 Zweige Estragon und 4 Knoblauchzehen
Speziell zu Reis- und Eiersalat. Verfeinert Saucen zu Fisch und Kaninchengerichten.

● **Steinpilz-Knoblauch-Essig**
1 Esslöffel klein gehackte getrocknete Steinpilze und 2 Knoblauchzehen
Passt zu allem, was aus dem Wald kommt – also zu Salaten, die zu Wild und Wildgeflügel gereicht werden.

● **Ingwer-Korianderkraut-Essig**
1 walnussgroßes Stück Ingwer, ge-

hackt, 3 Esslöffel Korianderkrautblätter und 3–6 Knoblauchzehen
Eine ideale Zutat für alle thailändischen oder vietnamesischen Gerichte – sowohl um Salate anzumachen als auch um süßsaure Saucen zu verfeinern.

- **Dill-Knoblauch-Essig**

2–4 Zweige Dill, 2 Knoblauchzehen
Passt zu allen Fisch- und Gurkengerichten sowie hervorragend zu Kartoffelsalat. Ein kleiner Schuss gibt Saucen von Fischgerichten den letzten Schliff.
Tip: Der Dill lässt sich ganz oder teilweise durch Fenchelkraut ersetzen.

Öle mit Aroma

- **Knoblauch-Rosmarin-Öl**

2 Zweige Rosmarin und 4 Knoblauchzehen
Passt zu allen Salaten, Nudelgerichten, Fleisch und Fisch.

- **Knoblauch-Ingwer-Öl**

2 Esslöffel gehackter Ingwer und 4 Knoblauchzehen
Passt zu allen fernöstlichen Gerichten. Besonders gut, wenn ein Teil des Öls aus Sesamöl besteht.

- **Knoblauch-Fenchel-Öl**

Je 2 Zweige Majoran und Basilikum, 4 Zweige Fenchelkraut, 4 Knoblauchzehen und 1 Esslöffel Pefferkörner
Passt zu Fisch- und Gemüsegerichten.

- **Knoblauch-Chili-Öl**

4 getrocknete Chilischoten und 4 Knoblauchzehen
Passt zu allen feurigscharfen Gerichten, z. B. aus Mexiko, Indien oder Indonesien.

Welches Öl, welcher Essig?

Olivenöl ist immer die richtige Wahl, wenn man Öl aromatisieren will. Sie sollten allerdings darauf achten, dass Sie nur kaltgepresstes Öl (Extra vergine) verwenden – es enthält den größten Anteil an ungesättigten Fettsäuren. Gute Alternativen sind Sonnenblumen-, Distel-, Traubenkern-, Maiskeim-, Raps- und Sojaöl. Alle diese Sorten haben relativ wenig Eigengeschmack.

Kürbiskern-, Walnuss- und Erdnussöl sind ebenfalls sehr gesund, schmecken allerdings stark vor – wenn Sie den Geschmack nutzen wollen, können Sie auch diese Öle aromatisieren.

Zum Aromatisieren von Essig wird fast immer Weißweinessig genutzt. Sherry- oder gar Balsamicoessig scheiden aufgrund des starken Eigengeschmacks aus.

Für Zwiebeln in Essig lässt sich Rotweinessig, im Extremfall sogar Balsamico verwenden.

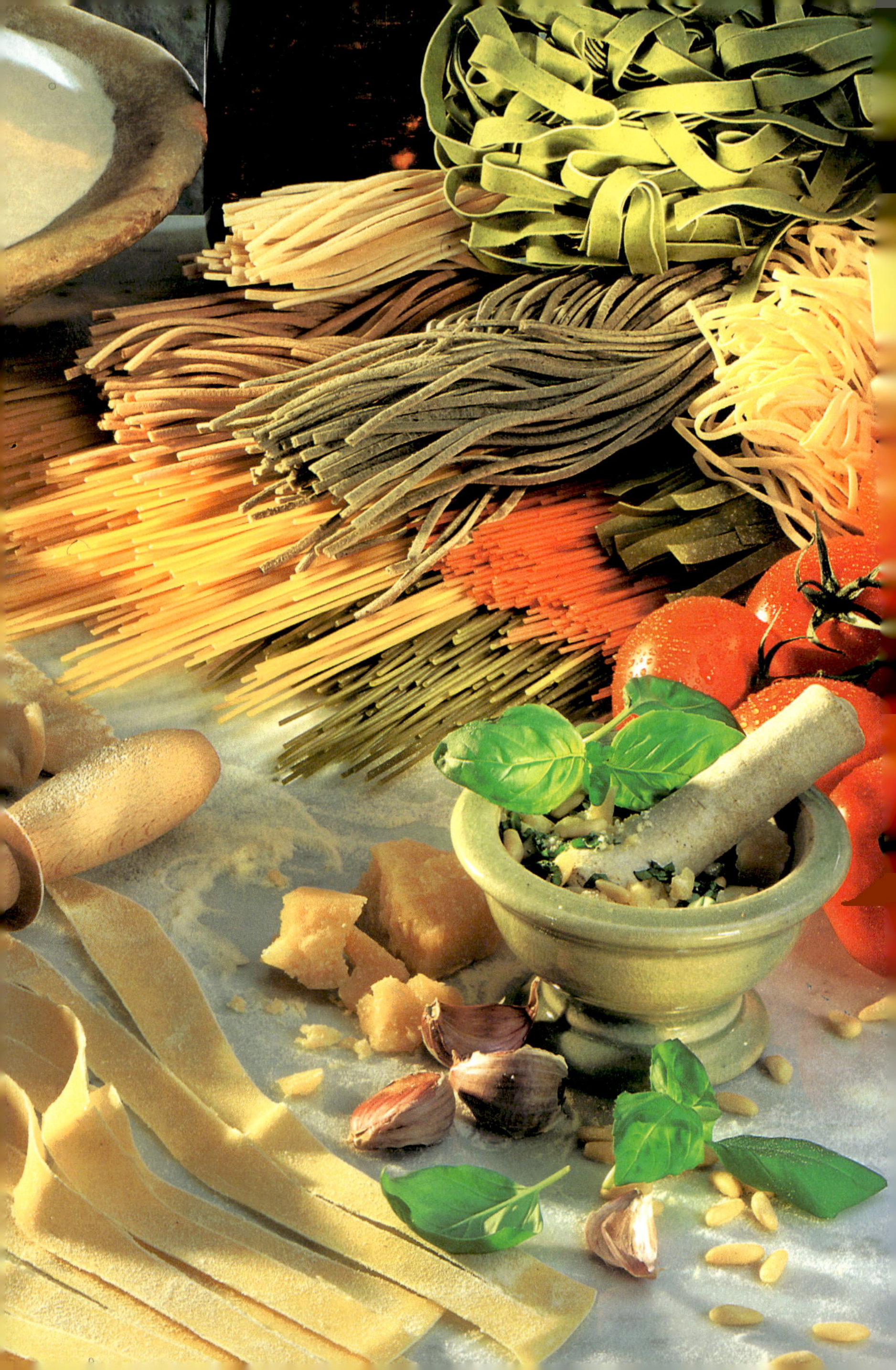

Nudeln und Gemüse

Nudeln gibt es als Weizen- und Vollweizennudeln; dabei liefern Vollkornnudeln deutlich mehr Ballaststoffe sowie beträchliche Mengen an Proteinen, Eisen und Vitamin B. Nudeln sind schnell und einfach zuzubereiten, ein billiges Nahrungsmittel, das für die unterschiedlichsten Gerichte eingesetzt werden kann. Und weil Nudeln so leicht zubereitet sind, macht man sie gern öfter. Desto wichtiger, abwechlungsreiche und schmackhafte Saucen zu kennen ...
Mit Zwiebeln und Knoblauch lassen sich praktisch alle Gemüsegerichte geschmacklich aufwerten. Besonders gut eignen sich Paprika, Tomaten, Zucchini, Auberginen und Spinat – Gemüsesorten, die besonders in der mediterranen Küche, wo Knoblauch traditionell zum unverzichtbaren Bestandteil vieler Speisen gehört, seit jeher gern verwendet werden.

Viele der hier vorgeschlagenen Nudelgerichte eignen sich – mit einem Salat kombiniert – als vollwertige Hauptmahlzeit. In Italien dagegen isst man sie als Vorspeise und reicht danach Fleisch oder Fisch mit einer Gemüsebeilage.

Spaghetti, Spinat & Co.

Zwiebeln sind in vielen der hier vorgestellten Rezepte mehr als eine würzige Beigabe – sie können auch Hauptbestandteil eines vegetarischen Gerichts sein. Mit Käse überbacken oder mit Fleisch- bzw. Käsefüllung kann auch eine ergiebige und sättigende Hauptmahlzeit daraus werden. Natürlich darf dabei nie eine Knoblauchbeigabe fehlen, die jedes Gericht geschmacklich vervollkommnet.

Spaghetti Siziliana

Zubereitung: 40 Minuten

Zutaten für 4 Personen

2 getrocknete Chilischoten • 15 Knoblauchzehen
50 g Anchovisfilets (aus der Dose) • 1 Bund Petersilie
1/8 l Olivenöl • Salz • 60 g Kapern (aus dem Glas)
400 g Spaghetti

Ein Gericht, geeignet für die improvisierte Mahlzeit, weil Sie fast nur haltbare Zutaten dazu benötigen.

1 Chilischoten entkernen und klein schneiden.
2 Eine Hälfte der Knoblauchzehen abziehen und mit den Chilis, den Anchovis und der zerkleinerten Petersilie im Mixer verrühren.
3 Nach und nach das Olivenöl zugeben, bis eine dickflüssige Creme entsteht. Abschmecken und eventuell etwas Salz zugeben.
4 Die andere Hälfte der Knoblauchzehen abziehen, in dünne Scheiben schneiden und in einem kleinen Topf mit 1 Esslöffel Olivenöl bei schwacher Hitze glasig dünsten.
5 Nach 4 Minuten die Kapern zugeben und mit erhitzen.
6 In sprudelndem Salzwasser die Spaghetti bissfest garen, im Sieb abtropfen lassen.
7 Die fertigen Spaghetti zu der Knoblauch-Kapern-Mischung geben.
8 Die Creme aus dem Mixer hinzufügen, alles vermischen und sofort servieren.

Spaghetti mit Pesto Genovese

Zubereitung: 45 Minuten

Zutaten für 4 Personen

4 Knoblauchzehen • 50 g Pinienkerne • Salz, Pfeffer
3 Bund Basilikum • 50 g Pecorinokäse • 80 g Parmesankäse
1/4 l kaltgepresstes Olivenöl • 400 g Spaghetti

1 Die Knoblauchzehen abziehen und zerkleinern, mit den Pinienkernen und dem Salz im Mörser zerstoßen.
2 Basilikumblätter klein hacken, mit dem Knoblauchbrei vermengen.
3 Den Käse reiben, in den Brei hineinarbeiten. Langsam das Olivenöl hinzufügen.
4 Mit Salz und Pfeffer abschmecken.
5 Die Spaghetti in Salzwasser bissfest garen.
6 Mit dem Pesto mischen und sofort servieren.

Als Pesto wird in Italien eine würzige Sauce aus Öl, Knoblauch, Basilikum und Käse bezeichnet, der oft noch gehackte Nüsse zugegeben werden.

Tagliatelle Vongole

Zutaten für 4 Personen
1 Dose Herzmuscheln (Vongole) • 4 Knoblauchzehen
1 Bund Petersilie • 1 kleine Chilischote • 5 EL Olivenöl
1 kleine Dose geschälte Tomaten • Salz, Pfeffer
500 g Tagliatellenudeln

Zubereitung: 20 Minuten
Garzeit: 20 Minuten

1 Die Muscheln abtropfen lassen, das Muschelwasser auffangen und nochmals sieben.
2 Den Knoblauch abziehen und fein hacken.
3 Die Petersilie waschen, abtrocknen und wiegen.
4 Die Chilischote entkernen und fein schneiden.
5 Das Öl erhitzen, Knoblauch, Petersilie und Chili andünsten.
6 Die Tomaten abtropfen lassen, hinzugeben und alles bei schwacher Hitze 10 Minuten kochen lassen. Mit Salz und Pfeffer abschmecken.
7 Muscheln und Muschelwasser hinzugeben und die Sauce weitere 5 Minuten dünsten lassen.
8 Die Tagliatelle in kochendem Salzwasser bissfest garen.
9 Die Nudeln mit der Muschelsauce vermengen und sofort servieren.

Spaghetti mit Walnusssauce

Zubereitung: 20 Minuten

Zutaten für 4 Personen
300 g Walnusskerne • 4 Knoblauchzehen
100 g Parmesankäse • 100 g Butter • Salz • 500 g Spaghetti

1 Walnüsse grob hacken.
2 Den Knoblauch abziehen und durchpressen.
3 Den Parmesan reiben und Butter in kleine Flocken zerteilen.
4 Alle Zutaten miteinander vermischen und etwas heißes Wasser zugeben, um die Sauce geschmeidiger zu machen.
5 Die Nudeln im Salzwasser bissfest garen, abgießen und die Sauce dazu geben.

Scharfe Spaghetti mit Knoblauch

Zubereitung: 20 Minuten

Zutaten für 4 Personen
500 g Spaghetti • 4 Knoblauchzehen
1 kleine Pfefferschote (Peperoncino) • 1 Bund Petersilie
6 EL Olivenöl • 4 EL geriebener Parmesankäse

Auf italienischen Speisekarten können Sie diese Spaghetti als »Spaghetti ad aglio, olio e peperoncino« finden.

1 Die Spaghetti in siedendem Salzwasser bissfest garen und abtropfen lassen.
2 Knoblauch abziehen, durch die Presse drücken.
3 Peperoncino entkernen und klein schneiden.
4 Petersilie waschen, abtrocknen und fein wiegen.
5 Das Öl erhitzen. Knoblauch, Peperoncino und Petersilie hinzufügen und vorsichtig dünsten. Der Knoblauch soll eine goldene Farbe annehmen.
6 Die Spaghetti zur Ölmischung hinzugeben, mehrfach umrühren und auf die Teller verteilen.
7 Vor dem Servieren den frisch geriebenen Parmesan darüber streuen.

Schalotten aus dem Backofen

Zutaten für 4–6 Personen
750 g Schalotten oder Perlzwiebeln • 1 Knoblauchzehe
2 EL Butter • 4 EL Gemüsebrühe • 4 EL Noilly Prat (Wermut)
1/2 Glas Weißwein • 1/2 Glas Madeira • Salz, Pfeffer

Zubereitung:
15 Minuten
Garzeit:
20 Minuten

1 Schalotten abziehen.
2 Knoblauch schälen und pürieren.
3 Eine ofenfeste Form mit der Butter einfetten, die Zwiebeln hineinlegen.
4 Zwiebeln mit Gemüsebrühe, Wermut, Weißwein, Madeira und Knoblauch aufgießen.
5 Im vorgeheizten Backofen bei 180 °C zugedeckt etwa 20 Minuten schmoren lassen. Die Sauce sollte am Schluss extrem eingedickt sein und die Zwiebeln eine bräunliche Farbe haben.
6 Mit Salz und Pfeffer abschmecken.

Variante
Statt als Gemüsebeilage zu Fischgerichten oder Fleisch kann man die Schalotten auch kalt als Vorspeise reichen.

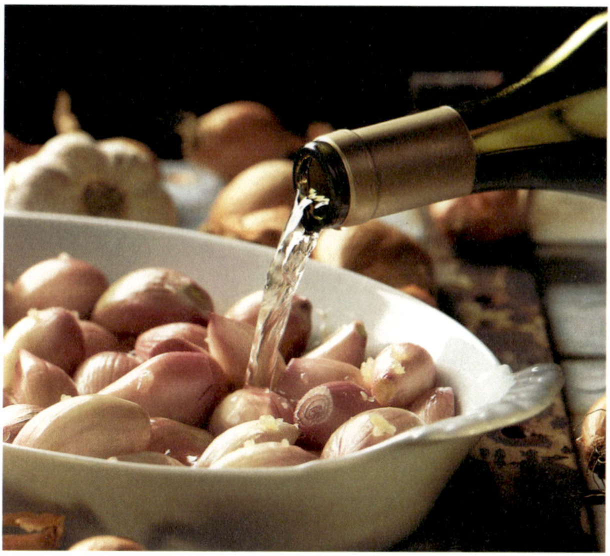

Schalotten schmecken köstlich und sind weniger geruchsintensiv als die meisten anderen Zwiebelsorten.

Allgäuer Käsespatzen

Zubereitung: 1 Stunde
Garzeit: 10 Minuten

Zutaten für 4–6 Personen
500 g Mehl • 3 Eier • 1 TL Salz • 3 EL Öl • 6 Gemüsezwiebeln 200 g Emmentaler Käse • 2 EL Butter

1 Aus Mehl, Eiern, Salz, 1 Esslöffel Öl und etwas Wasser einen festen Teig herstellen.
2 Mit einem Spätzlehobel oder einer Spätzlepresse den Teig in siedendes Salzwasser drücken.
3 Die Spätzle sofort herausnehmen, wenn sie an der Oberfläche schwimmen, und in einem Sieb gut abtropfen lassen.
4 Die Zwiebeln abziehen, in Ringe schneiden und mit dem restlichen Öl knusprig anbraten.
5 Den Käse reiben.
6 Mit der Butter eine ofenfeste Form einstreichen.
7 Im Wechsel immer eine Schicht Spatzen, Zwiebeln und Käse in die Form einfüllen und anschließend im vorgeheizten Backofen bei 150 °C noch etwa 10 Minuten überbacken, bis die oberste Schicht Käse braun zu werden beginnt.
8 Die Käsespatzen sofort heiß servieren.

Gemüsecaponata

Zubereitung: 45 Minuten
Garzeit: 40 Minuten

Zutaten für 4–6 Personen
2 kleine Auberginen • Salz • 1 EL Rosinen • 3 Staudensellerie 2 Zucchini • 2 rote Paprikaschoten • 2 große Zwiebeln 3 Knoblauchzehen • 3 Fleischtomaten • 100 g schwarze Oliven • 1/8 l Olivenöl • 1 kleine Pfefferschote (Peperoncino) 2 EL Kapern • 1 EL Pinienkerne • 1 Prise Zucker • 2 EL Balsamicoessig • 1 Bund Petersilie

1 Die Auberginen in kleine Würfel schneiden, mit Salz bestreuen und 30 Minuten lang Flüssigkeit ziehen lassen, die Rosinen in etwas Wasser einweichen.
2 Den Sellerie, die Zucchini und die Paprikaschoten gründlich waschen, putzen und in noch kleinere Würfel als die Auberginen schneiden.
3 Zwiebeln und Knoblauch abziehen und in feine Würfel schneiden.
4 Die Tomaten mit kochendem Wasser übergießen, kalt abschrecken, häuten und würfeln.
5 Die Oliven entkernen.
6 Die Auberginenwürfel mit kaltem Wasser abwaschen und trockentupfen, die Hälfte des Olivenöls erhitzen, die Würfel darin anbraten und goldgelb herausnehmen.
7 Das übrige Olivenöl zufügen und Zwiebeln, Knoblauch, Peperoncino, Sellerie, Zucchini und Paprika darin vorsichtig anbraten.
8 Nach etwa 10 Minuten unter ständigem Wenden Tomatenwürfel, entsteinte Oliven, Kapern, Pinienkerne und die eingeweichten Rosinen hinzugeben und das Ganze zum Kochen bringen.
9 Bei schwacher Hitze etwa 20 Minuten dünsten lassen.
10 Das gekochte Gemüse mit etwas Salz, Zucker und dem Balsamicoessig abschmecken, bei Gefahr des Anbratens etwas Wasser zugeben.
11 Das Bund Petersilie waschen und sehr fein wiegen.
12 Den Deckel vom gedünsteten, aber noch bissfesten Gemüse nehmen und anschließend die Sauce noch etwas eindicken lassen.
13 Den Topf von der Herdplatte nehmen, das Gemüse mit der fein gewiegten Petersilie vermischen und das Gemüse vor dem Servieren noch etwas abkühlen lassen.

Tip
Die Gemüsecaponata kann auch kalt als Vorspeise serviert werden.

Auberginengratin

Zubereitung: 50 Minuten
Garzeit: 40 Minuten

Zutaten für 4 Personen
2 Auberginen • Salz • 1 Dose geschälte Tomaten
6 Knoblauchzehen • 1 Lorbeerblatt • Tomatenmark
Pfeffer • 2 Tassen Olivenöl • 1 Bund Basilikum
250 g Mozzarella • 200 g geriebener Parmesankäse

Tip
Der Knoblauchdampf bewirkt das köstliche Aroma dieser Gemüsebeilage. Sie kann auch als Vorspeise gereicht werden.

1 Die Auberginen waschen, Stielansatz entfernen und in 1 Zentimeter breite Scheiben schneiden. Salzen und 30 Minuten schwitzen lassen.

2 Währenddessen die geschälten Tomaten aufkochen.

3 Knoblauchzehen abziehen, pressen und mit dem Lorbeer hinzugeben.

4 Das Ganze 15 Minuten leicht kochen lassen, mit Salz, Pfeffer und Tomatenmark abschmecken.

5 Die Auberginen abwaschen und trockentupfen, danach im Olivenöl portionsweise von beiden Seiten anbraten und auf Küchenkrepp abtropfen lassen.

6 Das Basilikum waschen und in einzelne Blätter zupfen.

7 Den Mozzarella in Scheiben schneiden und den Parmesan reiben.

8 Eine Gratinform mit dem restlichen Olivenöl einfetten und mit den Auberginenscheiben belegen, diese salzen und pfeffern.

9 Als nächste Schicht die Mozzarellascheiben darüber geben, mit Basilikum, geriebenem Parmesan und einigen Löffeln Tomatensauce bedecken. In dieser Reihenfolge mehrere Lagen bilden; die oberste Schicht mit Tomatensauce und Parmesan abschließen.

10 Im vorgewärmten Backofen bei 180 °C 30 bis 40 Minuten lang backen und heiß servieren.

Artischocken in Zwiebelsauce

Zutaten für 4 Personen
8 Artischocken • 1/2 Zitrone • 4 Zwiebeln
200 g Schalotten • 1/4 l Olivenöl • 5 EL Zitronensaft
Salz, Pfeffer • 1 EL Mehl • 1/2 Bund Petersilie

Zubereitung: 35 Minuten
Garzeit: 50 Minuten

1 Die Artischocken putzen und einschließlich des Stängels der Länge nach halbieren. Den harten mittleren Teil mit einem scharfen Messer heraustrennen.

2 Mit Zitronensaft einreiben, um das Dunkelwerden der Artischocke an der Luft zu verhindern.

3 Die Zwiebeln und Schalotten abziehen, erstere mit dem Messer klein würfeln.

4 Beides in einen Schmortopf verteilen, die Artischocken mit der Schnittfläche nach oben auf die Zwiebeln und Schalotten legen.

5 Das Olivenöl mit dem Zitronensaft sowie etwas Salz und Pfeffer vermengen und über das Gemüse gießen.

6 Das Mehl in 1 Tasse Wasser verrühren und hinzufügen.

7 Die Petersilie putzen, fein wiegen und darüber streuen.

8 Den Topf sorgfältig verschließen und die Artischocken in der Zwiebelsauce bei mittlerer Hitze etwa 50 Minuten garen.

9 Den Schmortopf vom Herd nehmen, alle Zutaten in der Sauce auf Zimmertemperatur abkühlen lassen.

10 Die Artischocken und die Schalotten auf einer großen Platte anrichten, die Zwiebelsauce noch einmal umrühren, nach Belieben erneut mit Gewürzen gut abschmecken und anschließend darüber gießen.

Beim Einkauf wählen Sie feste, knackige Exemplare. Aufzubewahren sind sie am besten im Gemüsefach im Kühlschrank oder an einem anderen kühlen Ort.

Ratatouille

**Zubereitung:
30 Minuten
Garzeit:
40 Minuten**

Zutaten für 4–6 Personen
1 große Aubergine (ca. 600 g) • Salz • 3 mittelgroße Zucchini • je 1 rote, gelbe, grüne Paprikaschote • 3 Zwiebeln 3 Knoblauchzehen • 1 Chilischote • 3 große Fleischtomaten 1/8 l Olivenöl • 1 Kräutersträußchen (Thymian, Rosmarin, Petersilie, Lorbeerblatt)

Die Ratatouille kann auch kalt bzw. mit Zimmertemperatur als Vorspeise gereicht oder mit Käse gratiniert werden.

1 Aubergine würfeln, mit Salz bestreuen, 30 Minuten ziehen lassen.
2 Zucchini und Paprika putzen und in Scheiben bzw. Streifen schneiden. Zwiebeln und Knoblauch abziehen und würfeln.
3 Die Chilischote entkernen und klein schneiden.
4 Tomaten überbrühen und kalt abschrecken. Die Haut abziehen, Tomaten zerkleinern.
5 Auberginen abwaschen, trockentupfen und in der Hälfte des Öls braten, herausnehmen und abtropfen lassen.
6 Das restliche Öl dazu geben, Chili, Zwiebeln und Knoblauch darin vorsichtig weich dünsten.
7 Zucchini und Paprika hinzufügen und weitere 5 Minuten mitdünsten lassen.
8 Tomaten und Kräuter hinzufügen. Kurz aufkochen und ca. 20 Minuten bei gelegentlichem Umrühren schmoren lassen.
9 Das Kräutersträußchen entfernen und servieren.

Bohnen mit Tomaten

**Zubereitung:
45 Minuten
Garzeit:
25 Minuten**

Zutaten für 4 Personen
500 g grüne Bohnen • 1 Bund Bohnenkraut 4 Fleischtomaten • 2 EL Butter • 3 Knoblauchzehen 1 Bund Petersilie • Salz, Pfeffer

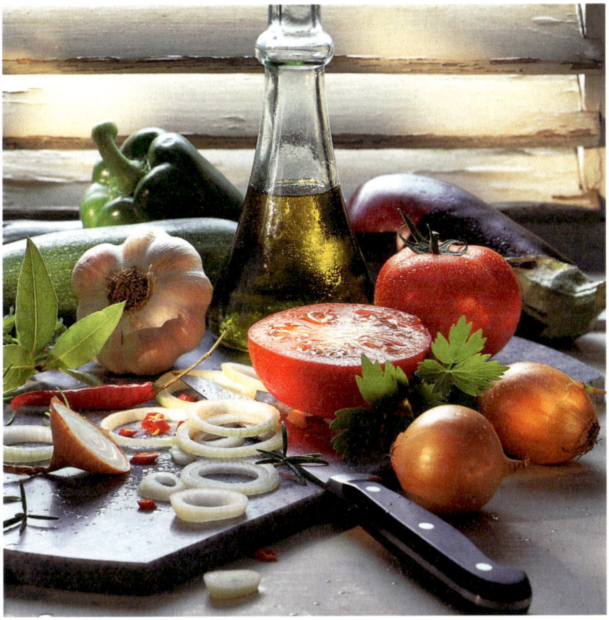

Die geschmackliche Harmonie dieses südfranzösischen Gemüseeintopfs wird durch die Kombination von Paprika und Zwiebeln mit Auberginen und Zucchini erzielt.

1 Die Bohnen putzen, in fingerlange Stücke schneiden und in Salzwasser mit dem Bohnenkraut 10 Minuten kochen lassen, danach durch ein Sieb abgießen.

2 Die Tomaten heiß überbrühen, abschrecken und häuten; danach grob zerkleinern und mit der Butter in einem Topf aufkochen lassen.

3 Den Knoblauch abziehen, durchpressen und anschließend zu den Tomaten geben.

4 Die Petersilie waschen, abtropfen und klein schneiden, unter die Tomaten rühren und 10 Minuten dünsten lassen.

5 Die Bohnen zu den Tomaten geben, mit Salz und Pfeffer abschmecken.

6 Das Ganze noch etwa 5 Minuten ziehen lassen, damit sich das Aroma entfalten kann, dann servieren.

Bohnenkraut ist als Sommer- und Winterkraut erhältlich. Es passt – auch ohne Bohnen – gut zu pikanten Gerichten.

Koreanischer Chinakohl

Zubereitung: 45 Minuten

Zutaten für 4 Personen

1 Kopf Chinakohl (1–1 1/2 kg) • 3 EL Salz • 25 g Mu-Err-Pilze 8 Knoblauchzehen • 3–4 Chilischoten • 1 große Ingwerwurzel • 2 Sardellen • 1 Bund Frühlingszwiebeln • 1 Karotte 1 kleiner Rettich • 100 ml Fischsauce

Chinakohl ist eine erfrischende und saftige Gemüsesorte, die sich ebenso für Salate wie für Pfannengerichte eignet.

1 Die äußeren Blätter vom Kohl abtrennen, den Strunk herausschneiden und den Kopf vierteln.

2 2 Esslöffel Salz in Wasser lösen, die Viertel wie die äußeren Blätter über Nacht einlegen.

3 Die getrockneten Pilze in kochendem Wasser aufweichen, nach etwa 10 Minuten in ein Sieb gießen, abtropfen lassen und klein schneiden.

4 Den Knoblauch abziehen, die Chilis entkernen, den Ingwer von holzigen Stellen befreien und klein schneiden.

5 Die Sardellen mit den geputzten Frühlingszwiebeln, der Karotte und dem Rettich in dünne Streifen schneiden.

6 Die Pilze hinzugeben und mit 1 Esslöffel Salz und der Fischsauce vermischen.

7 Den Chinakohl aus der Lake nehmen und unter fließendem Wasser abspülen.

8 Die gut abgetrockneten Kohlstücke in einen Steinguttopf schichten, immer abwechselnd 1 Lage Kohl und 1 Lage Füllung, mit den Deckblättern abschließen.

9 Alles gut zusammenpressen, mit einem Teller bedecken und diesen mit einem Gewicht beschweren. An einem kühlen Ort aufbewahren.

10 Nach mehreren Tagen wird der Kohl aus der inzwischen entstandenen Lake genommen, nochmals zerkleinert und zu Reis, Fisch- oder Fleischgerichten serviert.

Italienische gefüllte Zwiebeln

Zutaten für 4 Personen

4 große Gemüsezwiebeln • 4 Knoblauchzehen
250 g durchwachsenes Lammfleisch • 2 EL Olivenöl
1/2 Glas Rotwein • 1 TL Balsamicoessig • Salz, Pfeffer
250 g Blattspinat • 3 EL geriebener Parmesankäse

Zubereitung: 45 Minuten
Garzeit: 40 Minuten

1 Die Gemüsezwiebeln abziehen, die Kappe abschneiden, das Innere der Zwiebeln kreuzweise einschneiden, mit einem Löffel vorsichtig herauslösen und anschließend klein hacken. Die äußeren Zwiebelschichten beiseite legen.

2 Die Knoblauchzehen abziehen, klein schneiden und durch eine Presse drücken.

3 Den Knoblauch zusammen mit dem fein gehackten Zwiebelherz und dem zerkleinerten Lammfleisch in einer Pfanne mit dem Olivenöl scharf anbraten.

4 Mit dem Rotwein und dem Balsamicoessig ablöschen, mit Salz und Pfeffer würzen und einkochen lassen.

5 Den Blattspinat sorgfältig waschen, von den harten Stielen befreien und in siedendem Salzwasser 1 Minute blanchieren.

6 Den Spinat unter kaltem Wasser abschrecken und gut ausdrücken, grob zerkleinern und mit Salz abschmecken.

7 Den Spinat mit dem Lammfleisch und dem geriebenen Parmesankäse gut mischen und das Ganze mit dem Löffel in die ausgehöhlten Zwiebeln füllen.

8 Die gefüllten Zwiebeln in eine feuerfeste, gefettete Form geben, mit Alufolie bedecken und im vorgeheizten Backofen bei 200 °C 40 Minuten backen. Danach heiß servieren.

Aus diesem Gericht lässt sich genauso gut ein vegetarisches Essen kreieren, indem Sie statt des Fleisches z. B. Reis oder gehackte Nüsse als Füllung verwenden.

Gebackenes Gemüse

Zubereitung:
15 Minuten
Garzeit:
30 Minuten

Zutaten für 4 Personen
Je 2 rote und gelbe Paprikaschoten • 4 Tomaten
2 Fenchelknollen • 4 weiße Zwiebeln • 2 Knollen Knoblauch
4–6 EL Olivenöl • 4 Zweige Thymian • Salz, Pfeffer

1 Paprika, Tomaten und Fenchel waschen, trocknen und halbieren.
2 Zwiebeln abziehen.
3 Knoblauchknollen jeweils quer halbieren. Gemüse mit dem Knoblauch einreiben und mit Öl beträufeln.
4 Die Thymianzweige auf 4 Tomatenhälften legen und mit der anderen Hälfte zudecken.
5 Gemüse in einer Röstpfanne in den Backofen geben. Bei 200 °C 30 Minuten backen.
6 Den Knoblauch über dem restlichen Gemüse ausdrücken, mit Salz und Pfeffer abschmecken und sofort servieren.

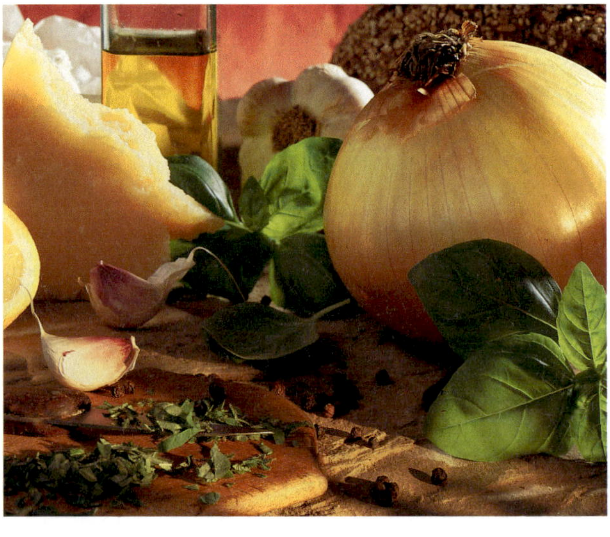

Parmesankäse sollte immer frisch gerieben über die Speisen gegeben werden. So schmeckt er viel aromatischer als die trockenen Brösel aus der Plastiktüte.

Zwiebeln mit Käsefüllung

Zutaten für 6 Personen
6 große Gemüsezwiebeln • 2 EL Olivenöl • 1 Bund Basilikum 2 Knoblauchzehen • 250 g Ricotta-Frischkäse 2 EL Zitronensaft • Salz, Pfeffer • Butter zum Einfetten der Backform • 2 Scheiben Vollkornbrot • 2 EL geriebener Parmesankäse

Zubereitung: 45 Minuten
Garzeit: 20 Minuten

1 Die Gemüsezwiebeln abziehen, die Kappe abschneiden, das Innere der Zwiebeln kreuzweise einschneiden, mit einem Löffel vorsichtig herauslösen und anschließend klein hacken.
2 Die ausgehöhlten Zwiebeln in siedendem Salzwasser 5 Minuten blanchieren, in einem Sieb abtropfen lassen und zum Abkühlen beiseite stellen.
3 In einer Pfanne das Olivenöl erhitzen und das fein gehackte Zwiebelinnere darin andünsten, bis es eine goldgelbe Färbung annimmt.
4 Die Basilikumblätter waschen und abtrocknen; mit dem Mörser fein zerkleinern.
5 Den Knoblauch abziehen und mit dem Messer in sehr kleine Stücke hacken.
6 Das Basilikum und den Knoblauch im Mixer verrühren, Ricotta-Frischkäse, Zitronensaft, gedünstete Zwiebelstücke, Salz und Pfeffer hinzufügen und alles gut durchmischen.
7 Eine Backform mit Butter einfetten. Die Füllung mit einem Löffel in den ausgehöhlten Zwiebeln verteilen.
8 Das Vollkornbrot in kleine Stücke zerkrümeln und den Parmesan grob reiben. Beides auf die Zwiebelfüllung streuen.
9 Im vorgeheizten Backofen bei 180 °C 20 Minuten lang backen.

Ricotta kennt man als Füllung für Ravioli oder in Lasagne; eine neue Verbindung geht er mit der Zwiebel ein.

Thailändische gefüllte Zwiebeln

Zubereitung: 45 Minuten
Garzeit: 45 Minuten

Zutaten für 4 Personen
4 große Gemüsezwiebeln • 125 g Reis • 250 g Champignons 1 EL Zitronensaft • 125 g Kokosraspel • 1 kleiner Bund Thai-Basilikum • 1 TL Zitronengras • 3 Knoblauchzehen Salz, Pfeffer • Curry

Zwiebeln kennen keine Grenzen, wie dieses aromatische Gericht mit einem Hauch Fernost beweist.

1 Die Gemüsezwiebeln abziehen, die Kappe abschneiden, das Innere der Zwiebeln kreuzweise einschneiden, mit dem Löffel vorsichtig herauslösen und anschließend klein hacken. Die äußeren Zwiebelschichten beiseite legen.

2 Den Reis (Wildreis oder Basmati-Reis sind für dieses Gericht besonders gut geeignet) in Salzwasser garen.

3 Die Champignons putzen, zerkleinern und mit dem Zitronensaft beträufeln.

4 Die Kokosraspeln mit 1/4 Liter kochendem Wasser übergießen und etwa 15 Minuten quellen lassen.

5 Die Flocken über einem Sieb ausdrücken und dabei ihre Kokosmilch auffangen.

6 Das Thai-Basilikum, das Zitronengras und die abgezogenen Knoblauchzehen fein hacken.

7 Die Würzmittel mit dem gekochten Reis, den Champignons, dem zerkleinerten Zwiebelinneren und der Kokosmilch vermischen, nach Gusto mit Salz, Pfeffer und Curry abschmecken und mit einem Löffel in die ausgehöhlten Zwiebeln füllen.

8 Die gefüllten Zwiebeln in einer mit etwas Wasser gefüllten feuerfesten Form zugedeckt im vorgeheizten Backofen bei 200 °C ca. 45 Minuten backen und heiß servieren.

Gemüse-Tofu-Pfanne

Zutaten für 4 Personen

250 g Tofu • 4 Knoblauchzehen • 6 Frühlingszwiebeln
1/2 Tasse Gemüsebrühe • 6 EL Sojasauce • 250 g Brokkoli
je 1 rote und gelbe Paprikaschote • 1 Chilischote • 3 EL Öl
Salz, Pfeffer

Zubereitung: 45 Minuten
Garzeit: 10 Minuten

1 Den Tofu in kleine Würfel schneiden. Die Knoblauchzehen abziehen, durch eine Presse drücken und zum Tofu geben.

2 Die Frühlingszwiebeln waschen und in feine Ringe schneiden.

3 Die Gemüsebrühe erhitzen; die Frühlingszwiebeln mit der Brühe und der Sojasauce über den Tofu gießen. Etwa 1 Stunde ziehen lassen, dann den Tofu herausnehmen und abtropfen lassen. Die Marinade aufbewahren.

4 Den Brokkoli waschen und in die einzelnen Röschen zerteilen.

5 Den Paprika waschen, von Kernen befreien und in schmale Streifen schneiden. Die Chilischote putzen, entkernen und in feine Streifen zerkleinern.

6 Die Chilistreifen in Öl anbraten.

7 Die Tofustücke hinzufügen und leicht anbräunen. Beide Zutaten herausnehmen und warm stellen.

8 Die Brokkoliröschen und die Paprikastreifen kurz andünsten.

9 Die Marinade samt den Zwiebelringen hinzugießen und kurz aufkochen lassen. Zusammen noch weitere 3 Minuten dünsten, dann den Tofu mit dem Chili hinzufügen.

10 Kurz weitergaren, nach Geschmack mit Salz und Pfeffer abschmecken. Auf einer Platte anrichten und heiß servieren.

Da Tofu Aromen aller Art gut annimmt, profitiert er geschmacklich, wenn er mit würzigen Gemüsen kombiniert wird.

Gegrillte Gemüsespießchen

Zubereitung: 45 Minuten, 1 Stunde ziehen lassen
Garzeit: 12 Minuten

Zutaten für 4 Personen

Spießchen: 50 g getrocknete Birnen oder Aprikosen
100 g Brokkoli • 100 g Blumenkohl • je 1/2 rote und grüne Paprikaschote • 1 kleine Ananas • 100 g kleine feste Champignons • 3 mittelgroße Zwiebeln
Marinade: 3 Knoblauchzehen • 2 TL Salz • 4 EL geschmolzene Butter • 1 TL frisch gemahlener Pfeffer • 1/2 TL gemahlene Gelbwurz • 2 EL brauner Zucker • 60 ml Essig • 2 TL Honig
2–3 EL Öl für das Blech

Tip
Die Gemüsespießchen können als Vorspeise, mit Reis und Salat auch als Hauptgericht serviert werden.

1 Das getrocknete Obst so lange in lauwarmem Wasser einweichen, bis die anderen Zutaten vorbereitet sind.

2 Brokkoli und Blumenkohl in kleine Röschen teilen. Paprikaschoten grob würfeln. Ananas schälen und ebenfalls grob würfeln. Champignons putzen, Zwiebeln vierteln.

3 Für die Marinade die Knoblauchzehen abziehen und mit dem Salz zerdrücken. Butter, Pfeffer, Gelbwurz, braunen Zucker, Essig und Honig unterrühren.

4 Das abgetropfte Obst und das vorbereitete Gemüse in die Marinade geben und 1 Stunde ziehen lassen.

5 16 Holzspießchen in Wasser einweichen, damit sie später beim Grillen nicht verbrennen. Den Backofen oder Holzkohlengrill vorheizen.

6 Abwechselnd Obst, Champignons, Brokkoli, Zwiebeln, Ananas, Blumenkohl und Paprikaschoten auf die Spießchen stecken.

7 Spießchen auf das gefettete Grillblech oder auf den mit Alufolie bedeckten Grillrost legen und 10 bis 12 Minuten grillen, dabei 1- bis 2-mal wenden.

Pikanter Spinat

Zutaten für 4–6 Personen

1 kg Blattspinat • 6 Knoblauchzehen • 1 Chilischote
1 Tasse Olivenöl • 1 TL Kreuzkümmel • Salz • Zitronensaft

Zubereitung:
30 Minuten
Garzeit:
20 Minuten

1 Blattspinat gründlich waschen und grob zerkleinern.

2 Knoblauch abziehen und in dünne Scheiben schneiden.

3 Den Chili entkernen und in Ringe zerkleinern.

4 Knoblauch und Chili in 1/2 Tasse Olivenöl heiß anbraten.

5 Den Rest Öl hinzufügen und den Blattspinat portionsweise hineinmischen.

6 Den Spinat zusammenkochen lassen und immer wieder umrühren, dabei Kreuzkümmel und Salz untermischen.

7 Noch etwa 10 Minuten dünsten lassen und danach den dunklen Knoblauch dazu geben.

8 Mit Zitronensaft und Salz abschmecken.

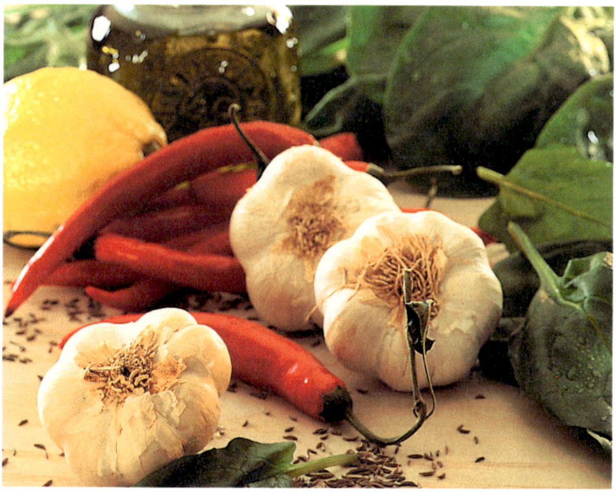

Frischer Blattspinat und Knoblauch – eine gute Verbindung.

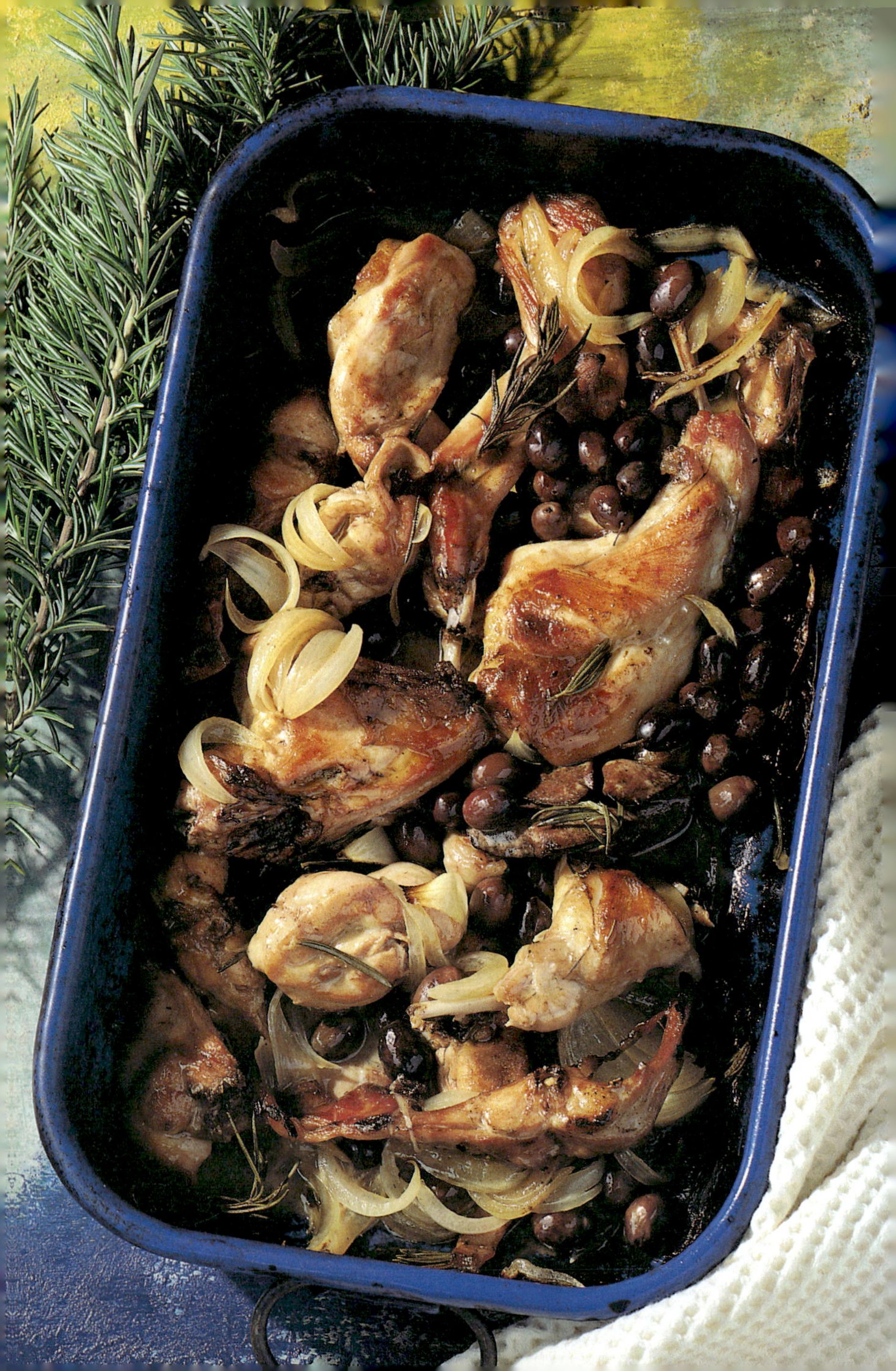

Fisch, Geflügel und Fleischgerichte

Mit Zwiebeln und Knoblauch lassen sich nicht nur viele Gemüse- und Fleischsorten veredeln – sie passen auch bestens zu Fisch, seien es nun Süßwasser- oder Meeresfische oder andere Salzwasserspezialitäten wie Tintenfisch, Muscheln, Scampi und Garnelen. Sie können den Fisch als Ganzes zubereiten, was generell mehr Zeit in Anspruch nimmt, oder auch Fischfilets verwenden. Beim Kauf sollte immer darauf geachtet werden, dass er möglichst frisch ist. Sie können auch gelegentlich auf tiefgekühlte Ware zurückgreifen.

Muscheln, Hecht und Lamm ...

Ein aufwändigeres Gericht muss nicht kompliziert sein, es nimmt nur naturgemäß mehr Vorbereitungs- und Garzeit in Anspruch. Aber so viel Zeit sollte sein, denn schließlich wird man reichlich belohnt. So finden Sie hier Klassiker wie Osso buco oder Bœuf Bourgignon ebenso wie rustikal-herzhafte Gerichte wie den Toskanischen Schweinebraten oder griechische Hackfleischwürstchen. Ebenso wenig fehlen natürliche raffinierte und leichte Fisch- und Meeresfrüchtekreationen. Dabei können Sie die Zutaten gern dem eigenen Geschmack entsprechend abändern – schließlich zeichnet sich der gute Koch durch die Kunst der Improvisation aus. Viel wichtiger ist, dass Sie auf die Frische und Qualität der Zutaten achten.

Weniger ist manchmal mehr – das gilt vor allem für den Fleischkonsum. Wer sich gesundheitsbewusst ernährt, belässt es bei ein bis zwei Fleischgerichten pro Woche.

Hecht mit 40 Knoblauchzehen

Zubereitung: 20 Minuten
Garzeit: 30 Minuten

Zutaten für 4 Personen
1 Hecht von ca. 2 kg • Salz, Pfeffer • 2 frische Zweige Thymian • 100 g Butter • 40 ungeschälte Knoblauchzehen • 1 Tasse Weißweinessig

1 Den ausgenommenen Hecht gründlich säubern und mit Küchenpapier gut abtrocknen, danach mit Salz und Pfeffer innen und außen einreiben und die frischen Thymianzweige in den Fisch legen.
2 Eine flache Auflaufform mit Butter einfetten und die ungeschälten Knoblauchzehen gleichmäßig auf dem Boden verteilen.
3 Den Hecht mit dem Bauch nach unten auf den Knoblauch betten. Die Butter in Flöckchen zerteilen und gleichmäßig auf dem Fisch verteilen.
4 Im auf 200 °C vorgeheizten Backofen auf der mittleren Schiene etwa 30 Minuten garen lassen.
5 Während der gesamten Garzeit immer wieder mit der flüssigen Butter übergießen.
6 Nach etwa 15 Minuten 1/3 des Weißweinessigs hinzufügen, nochmals 5 Minuten später das zweite Drittel und nach weiteren 5 Minuten den Rest. Die Sauce sollte dabei auf keinen Fall zu flüssig werden.

Tip
Der Hecht lässt sich gut mit frischen Tomatenscheiben und Petersilie garnieren. Übrigens: Die frische Petersilie mildert auch die Folgen des exzessiven Knoblauchgenusses.

Marokkanischer Schwertfisch

Zubereitung: 15 Minuten
Garzeit: 15 Minuten

Zutaten für 4 Personen
4 Schwertfischsteaks • 2 unbehandelte Zitronen • Salz, Pfeffer • 1 EL Olivenöl • 1 Bund Petersilie • 4 Knoblauchzehen • 1 TL Kreuzkümmel • 1 TL Paprikapulver

1 Schwertfisch waschen und abtrocknen. Mit dem Saft von 1 Zitrone, Salz und Pfeffer einreiben.
2 In einer Pfanne das Öl erhitzen und die Fischsteaks darin anbraten. Etwa 10 Minuten dünsten, bis sich das Fleisch vom Wirbelknochen lösen lässt.
3 Die Petersilie waschen und fein hacken.
4 Knoblauch abziehen und klein würfeln. Die Schale der zweiten Zitrone abreiben und den Saft auspressen.
5 Petersilie, Knoblauch, Zitronenschale und -saft mit dem Kreuzkümmel, Paprikapulver und 1 Prise Salz vermischen.
6 Die Fischsauce kalt zu den Fischsteaks reichen.

Muscheln in Weißwein

Zutaten für 4–6 Personen
2 kg frische Muscheln • 4 Knoblauchzehen • 4 Schalotten 1 Bund Petersilie • 6 EL Olivenöl • 1 Glas trockener Weißwein • Salz • 1 Prise Cayennepfeffer

Zubereitung: 15 Minuten
Garzeit: 10 Minuten

1 Die Muscheln unter fließend kaltem Wasser abbürsten und waschen.
2 Knoblauchzehen und Schalotten abziehen und würfeln.
3 Die Petersilie waschen und grob hacken.
4 In einem genügend großen Topf die Hälfte der Petersilie, den Knoblauch und die Schalotten in Öl andünsten.
5 Den Wein zugeben und aufkochen lassen. Mit Salz und Pfeffer würzen.
6 Die Muscheln in den Topf schütten und bei starker Hitze zugedeckt etwa 10 Minuten dämpfen, bis sich die Schalen geöffnet haben.
7 Muscheln mit dem Sud in tiefen Tellern anrichten und mit der restlichen Petersilie bestreuen.

Frische Miesmuscheln schmecken in den Monaten von Oktober bis März am besten.

Oktopus in Tomaten-Zwiebel-Sauce

Zubereitung: 15 Minuten
Garzeit: 2 Stunden

Zutaten für 6 Personen

1 1/2 kg Oktopus • 500 g Zwiebeln • 4 Knoblauchzehen 3–4 EL Olivenöl • 1 Tasse Rotwein • 2 kleine Dosen geschälte Tomaten • 3 Lorbeerblätter • Pfeffer • Cayennepfeffer 1 Chilischote

Oktopus: Vorbereitet ist er zwar schnell, aber bis zum Essen dauert's zwei ganze Stunden.

1 Den Oktopus waschen und abtropfen lassen. Danach ohne Öl oder Wasser in eine tiefe Pfanne geben und zugedeckt 10 Minuten schwitzen lassen.

2 Oktopus kalt abschrecken und in kleine Stücke schneiden.

3 Zwiebeln und Knoblauch schälen und würfeln.

4 In einem Schmortopf die Oktopusstücke, die Zwiebeln und den Knoblauch mit dem Öl einige Minuten heiß andünsten.

5 Mit dem Wein ablöschen. Wenn der Wein weitgehend verdunstet ist, Tomaten und Lorbeerblätter hinzufügen.

6 Mit Pfeffer, Cayennepfeffer oder 1 Chilischote würzen, aber nicht salzen!

7 Bei schwacher Hitze zugedeckt etwa 2 Stunden schmoren lassen, bis die Oktopusstücke zart sind und die Sauce eingedickt ist.

8 Mit etwas Salz abschmecken und zu Reis servieren.

Seehecht mit Zuckerschoten

Zubereitung: 15 Minuten
Garzeit: 15 Minuten

Zutaten für 4 Personen

4 Schalotten • 2 Knoblauchzehen • 2 EL Olivenöl 1 kleiner Bund Petersilie • 4 Scheiben Seehecht • Salz, Pfeffer • 1/2 Tasse Fischsud • 1/2 Glas trockener Weißwein 2 EL Sahne • 1 EL Mehl • 200 g Zuckerschoten

1 Die klein gehackten Schalotten und den gepressten Knoblauch im Olivenöl andünsten.
2 Die Petersilie fein wiegen und 2/3 davon hinzufügen.
3 Den Hecht dazu geben, auf beiden Seiten 2 bis 3 Minuten anbraten, herausnehmen, mit Salz und Pfeffer würzen.
4 Den Fischsud mit dem Wein zu den Schalotten gießen und bei starker Hitze eindicken lassen.
5 Sahne und Mehl verrühren, zu der Sauce hinzugeben und 10 Minuten leicht kochen lassen.
6 Mit Salz und Pfeffer abschmecken, den Fisch für weitere 5 Minuten in der Sauce ziehen lassen.
7 Die Zuckerschoten kurz blanchieren.
8 Den Seehecht und die bissfesten Zuckerschoten auf Tellern servieren, mit der Sauce begießen und die übrige Petersilie darüber streuen.

Seehecht stillt auch den großen Hunger, dabei ist er arm an Kalorien, aber reich an wertvollem Eiweiß.

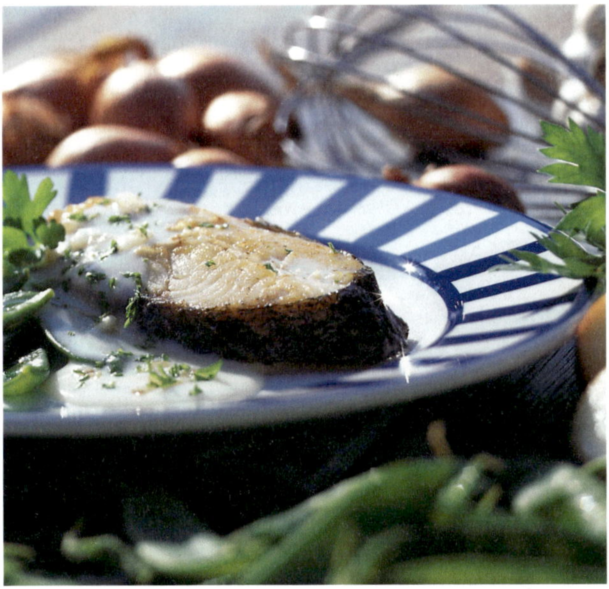

Generell passen zu Fischgerichten würzigpikante Saucen mit Knoblauch.

Sardinen mit Zwiebelkompott

Zubereitung: 15 Minuten
Garzeit: 40 Minuten

Zutaten für 4 Personen

750 g frische Sardinen • 5 EL Olivenöl • 2 unbehandelte Zitronen • 1 Fleischtomate • Salz, Pfeffer • 2 EL Petersilie 4 große Gemüsezwiebeln • 4 Nelken • 3 Lorbeerblätter 1 Prise Cayennepfeffer • 1 EL Zucker • 1 EL Tomatenmark 1 EL Balsamicoessig • 1 Glas Weißwein

1 Die Sardinen waschen, mit Küchenpapier trockentupfen und mit einem scharfen Messer die Köpfe wegschneiden. Eine Backform mit 1 Esslöffel Öl auspinseln und die Fische darauf anrichten. 1 Zitrone und die Tomate halbieren und in dünne Scheiben schneiden. Diese zwischen die Sardinen legen.

2 Die zweite Zitrone auspressen, den Saft mit 2 Esslöffeln Öl, etwas Salz und Pfeffer und der gehackten Petersilie vermischen. Die Marinade über die Fische geben, die Backform in den auf 200 °C vorgeheizten Backofen geben. Die Sardinen etwa 30 Minuten backen lassen.

3 Die Zwiebeln abziehen und in Ringe schneiden. 2 Esslöffel Olivenöl in einer Pfanne erhitzen und die Zwiebeln darin vorsichtig anschwitzen. Nelken, Lorbeerblätter, Cayennepfeffer, Zucker, Salz und Tomatenmark hinzufügen und alles gut vermischen. Mit dem Balsamicoessig und dem Wein ablöschen. Zugedeckt in 30 Minuten weich kochen lassen, zum Schluss den Deckel abnehmen, um die Sauce eindicken zu lassen. Die Nelken und die Lorbeerblätter entfernen, das Zwiebelkompott auf einer großen Platte anrichten, die Sardinen darauf legen und das Ganze sofort servieren.

Tip

Statt Zucker können Sie Honig verwenden, um den Zwiebeln etwas Schärfe zu nehmen.

Garnelen mit Knoblauchsauce

Zutaten für 4 Personen
1 kg frische Garnelen • 200 g Butter • 3 EL Olivenöl
6 Knoblauchzehen • 2 EL Noilly Prat (Wermut)
2 Glas Weißwein • 1 EL Basilikum • Salz, Pfeffer • 1 EL Mehl
2 Tassen Fischfond • 2 EL Zitronensaft • 2 EL Crème fraîche
1 EL gehackte Petersilie • Muskatnuss

Zubereitung:
20 Minuten
Garzeit:
20 Minuten

1 Die Garnelen ganz schälen, den Darm herausschneiden.

2 In einer Pfanne 1 Esslöffel Butter mit dem Öl erhitzen.

3 3 Knoblauchzehen abziehen und durch die Presse in das Öl drücken. Die Garnelen hinzufügen und gut von allen Seiten anbraten, anschließend mit dem Wermut und 1/2 Glas Weißwein ablöschen. Die klein geschnittenen Basilikumblätter dazu geben, und das Ganze noch etwa 5 Minuten garen lassen. Nach Belieben mit Salz und Pfeffer abschmecken.

4 Die restliche Butter in einer Kasserolle schmelzen lassen. Die übrigen Knoblauchzehen abziehen und mit einem Messer sehr fein hacken. Mit dem Mehl zur Butter geben und kurz anschwitzen lassen.

5 Den Fischfond, den Zitronensaft und den restlichen Wein gut vermischen. Vorsichtig unter ständigem Rühren zu der flüssigen Knoblauchbutter hinzufügen. Alles nochmals kurz aufkochen lassen und die Crème fraîche unterrühren. Die gehackte Petersilie darüber streuen, 1 Prise Muskatnusspulver über die Sauce streuen und noch einmal mit Salz und Pfeffer abschmecken.

6 Die Garnelen dekorativ auf Tellern anrichten, mit der Knoblauchsauce übergießen und servieren.

Tip
Zu Garnelen in Knoblauch passt körnig gekochter Reis oder Weißbrot mit grünem Salat.

Seezunge mit Frühlingszwiebeln

Zubereitung: 20 Minuten
Garzeit: 5 Minuten

Zutaten für 2 Personen

300 g Seezungenfilets • Jodsalz, weißer Pfeffer
1 EL Olivenöl • 300 g Frühlingszwiebeln • 2 EL gehackte Walnüsse • 50 g Joghurt • 1 EL fein gehackte Petersilie

1 Die Fischfilets mit Jodsalz und Pfeffer würzen. Mit Olivenöl bestreichen.

2 Die Frühlingszwiebeln putzen, waschen und in ca. 4 Zentimeter große Stücke schneiden. Das Gemüse in ein Dämpfsieb legen und über Wasser ca. 5 Minuten garen.

3 Die Fischfilets darauf legen, mit Walnüssen bestreuen und 5 Minuten mitdämpfen.

4 Die Filets mit dem Lauch auf Tellern anrichten. Von der Dämpfflüssigkeit ca. 6 Esslöffel mit Joghurt und der fein gehackten Petersilie mischen. Die Sauce mit Jodsalz und Pfeffer abschmecken und über dem Fisch verteilen.

Tip
Als Beilage zu diesem Gericht eignen sich Salzkartoffeln oder Reis.

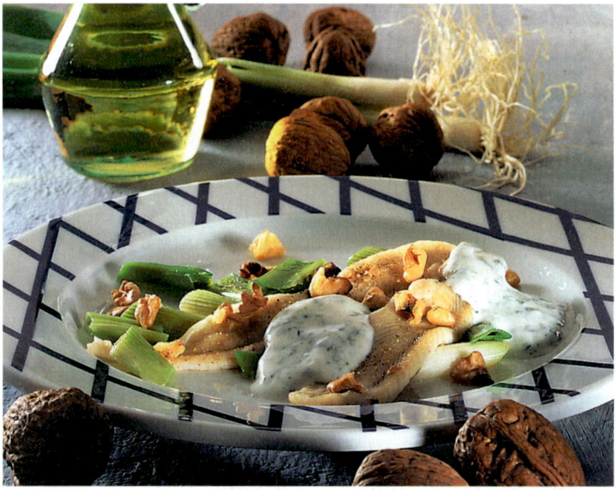

Fischgerichte wie dieses Seezungenfilet sollte man zwar würzig zubereiten, aber nicht mit allzu vielen Zutaten erschlagen.

Thailändische Garnelen

Zutaten für 4 Personen
1 kg frische Garnelen • 1 große Gemüsezwiebel
4 Knoblauchzehen • 2 TL Ingwerstreifen • 1 Chilischote
4 EL Öl • 100 g Bambussprossen • 2 EL süße Chilisauce
2 EL Austernsauce • 1 TL Stärkemehl
1 Bund Thai-Basilikum

Zubereitung: 20 Minuten
Garzeit: 10 Minuten

1 Die Garnelen schälen, das Schwanzende dabei nicht entfernen. Das Fleisch der Garnelen mit einem scharfen Messer in Längsrichtung aufschneiden und den Darm vorsichtig herausziehen, das Fleisch danach etwas flach drücken.

2 Die Zwiebel und die Knoblauchzehen abziehen. Die Zwiebel in Ringe schneiden, diese dann halbieren, den Knoblauch, den Ingwer und den Chili in sehr feine Stückchen hacken.

3 Das Öl in einem Wok oder in einer beschichteten Pfanne erhitzen, alle vorbehandelten Zutaten hinzugeben und unter ständigem Rühren anbraten. Sobald die Garnelen sich verfärbt und zu krümmen begonnen haben, die in feine Streifen geschnittenen Bambussprossen dazu fügen und miterhitzen.

4 Die Chili- und Austernsauce mit Stärkemehl und etwa 4 Esslöffeln Wasser mischen und in den Wok hinzugeben. Weiter gleichmäßig umrühren und so lange leicht kochen lassen, bis die Sauce eingedickt ist. Das Thai-Basilikum kurz abbrausen, mit Küchenpapier trockentupfen und die einzelnen Blätter unter das fertige Garnelengericht heben.

5 Vom Feuer nehmen und vor dem Servieren noch kurz durchziehen lassen.

Durch das verschiedene Gemüse und die raffinierte Würze erhalten die Garnelen ihr exotisches Aroma.

Koriandernpasta mit Meeresfrüchten

Zubereitung:
20 Minuten
Garzeit:
20 Minuten

Zutaten für 4 Personen

400 g Bandnudeln • 8 Riesengarnelenschwänze 200 g Krabben oder andere Meeresfrüchte • 200 g Butter 400 g Venusmuscheln • 4 Knoblauchzehen • Saft von 1 Zitrone • Salz, Pfeffer • 1 Bund frischer Koriander

1 Nudeln in Salzwasser »al dente« kochen. In der Zwischenzeit die Garnelenschwänze an der Unterseite der Länge nach aufschneiden, ohne sie völlig zu trennen. Zusammen mit den Krabben in 2 Esslöffeln Butter bei milder Hitze anbraten.

2 Die Venusmuscheln putzen und 10 Minuten in Salzwasser kochen, dann zu den anderen Meeresfrüchten geben.

3 Die restliche Butter in einer kleinen Pfanne zerlassen. Knoblauchzehen abziehen und in die Butter pressen. Dann den Zitronensaft einrühren und das Ganze mit wenig Salz und Pfeffer abschmecken.

4 Den Koriander waschen, trockentupfen, verlesen und die Stängel entfernen. Die Nudeln abtropfen lassen und die Meeresfrüchte dazu geben. Gut mischen, portionieren und den Koriander darüber verteilen.

5 Die Knoblauch-Zitronen-Butter in einer vorgewärmten Sauciere dazu servieren.

Putenbrust in Marsala

Zubereitung:
20 Minuten
Garzeit:
20 Minuten

Zutaten für 6 Personen

4 Knoblauchzehen • 6 EL Butter • 6 Putenschnitzel • Salz, Pfeffer • 150 g Champignons • 1 Dose Artischockenherzen 2 EL Olivenöl • 1 Glas Marsala • Zitronensaft

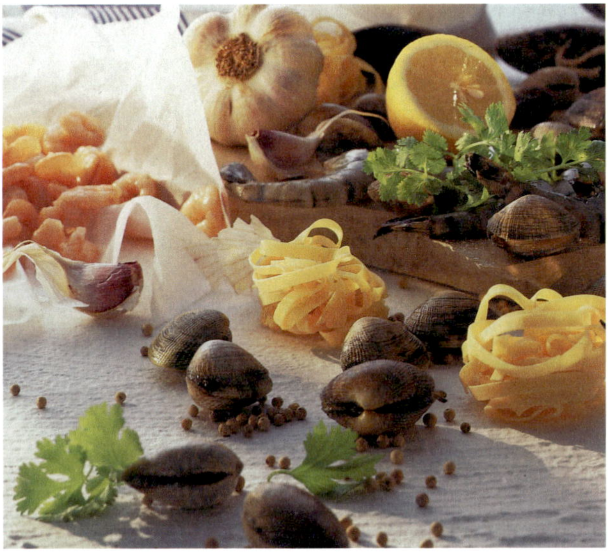

Koriander wirkt besonders krampflösend und entblähend. Als Gewürz sollte man ihn bei diesen Beschwerden möglichst oft zusetzen.

1 Den Knoblauch abziehen, durchpressen und in 4 Esslöffeln Butter in der Pfanne dünsten.

2 Die Putenschnitzel hinzugeben und anbraten. 5 Minuten garen lassen, salzen und pfeffern, warm stellen.

3 Die Champignons putzen und in Scheiben schneiden.

4 Die Artischockenherzen abtropfen lassen und halbieren.

5 Öl zur Knoblauchbutter in die Pfanne geben.

6 Die Pilze darin anbraten und 5 Minuten dünsten lassen.

7 Die Artischockenherzen hinzugeben und erwärmen.

8 Pilze und Artischocken aus der Pfanne nehmen und zu den Putenschnitzeln legen.

9 Den Bratensatz mit dem Marsala und einigen Spritzern Zitronensaft ablöschen. Etwas eindicken lassen und über das Fleisch und das Gemüse gießen.

Putenfleisch avanciert immer mehr zur Alternative zu Schweine- und Rindfleisch: Es ist fettarm und durch Lebensmittelskandale noch relativ wenig vorbelastet.

Huhn-Knoblauch-Tajine

Zubereitung: 30 Minuten
Garzeit: 1 Stunde und 40 Minuten

Zutaten für 4 Personen
1 Poularde von ca. 1,2 kg • 1 Staudensellerie • 1 Lauchstange 100 g schwarze Oliven • 40 Knoblauchzehen • 1 Petersilienwurzel • 1 Lorbeerblatt • je 1 TL Thymian, Oregano und Korianderkraut • 1 TL Kreuzkümmel • Olivenöl • 100 g Mehl Salz, Pfeffer • 1 Baguette

Als Tajine wird in Marokko sowohl der irdene Schmortopf als auch das darin zubereitete Gericht bezeichnet.

1 Die Poularde in 8 Stücke zerteilen.
2 Gemüse und Kräuter waschen und zerkleinern.
3 Das Olivenöl, die Hühnerteile, das Gemüse, die Knoblauchzehen und die Gewürze in einen Tajinetopf geben, salzen, pfeffern und vermischen.
4 Aus dem Mehl mit etwas Wasser einen Teig zubereiten und zu einer Rolle formen. Die Teigrolle ringförmig auf den Topfrand drücken und zusammenkneten, den Deckel darauf pressen.
5 Im vorgeheizten Backofen bei 180 °C 1 Stunde und 40 Minuten garen.
6 Im Tajinetopf servieren, die Teigrolle erst am Tisch zerstören.
7 Den gedünsteten Knoblauch aus seiner unverletzten Schale auslösen, etwas salzen und auf die Baguettescheiben streichen.

Hähnchen mit Auberginen

Zubereitung: 1 Stunde
Garzeit: 2 Stunden

Zutaten für 6 Personen
1 Brathähnchen von 1 1/2 kg • 3–4 EL Cognac • Salz, Pfeffer 1 TL Muskatnusspulver • 1 TL getrocknetes Bohnenkraut 2 Auberginen • 8 EL Olivenöl • 1 Staudensellerie 30 Knoblauchzehen • 100 g schwarze Oliven 3 Lorbeerblätter • 1 Bund Bohnenkraut • 1/2 Bund Petersilie

1 Das Hähnchen in etwa 12 Stücke zerteilen, waschen und trockentupfen.
2 Cognac, Salz, Pfeffer, Muskatnusspulver und Bohnenkraut vermischen, Hähnchen damit würzen.
3 Auberginen in Scheiben schneiden, salzen und 10 Minuten ziehen lassen. Abspülen, trockentupfen, danach in Öl von beiden Seiten anbraten.
4 Sellerie in mundgerechte Stücke schneiden.
5 Das Gemüse und die Hähnchenteile, die abgezogenen Knoblauchzehen, Oliven und Lorbeer in eine ofenfeste Form geben, darüber die Hälfte des frischen Bohnenkrauts und der Petersilie verteilen.
6 Zugedeckt im Backofen bei 180 °C 1 1/2 Stunden garen.
7 Deckel abnehmen und 20 bis 30 Minuten weiterbraten lassen, bis das Geflügel Farbe angenommen hat.
8 Kräuter entfernen und die restlichen frischen Kräuter darüber streuen, anschließend servieren.

Auberginen müssen vor dem Braten immer eingesalzen werden. Das Salz entzieht ihnen Flüssigkeit, so dass sie sich nicht so stark mit Öl vollsaugen.

Indonesisches Knoblauchhuhn

Zutaten für 4–6 Personen
1 walnussgroßes Stück Ingwer • 4–6 Knoblauchzehen
2 Chilischoten • 2 EL Zitronensaft • 2 EL Sojasauce
1/8 l Hühnerbrühe • 1 TL Zucker • 6 Hähnchenkeulen

Zubereitung: 15 Minuten
Garzeit: 20 Minuten

1 Ingwer und Knoblauch schälen, fein hacken und mit Chilis, Zitronensaft, Sojasauce, Hühnerbrühe und Zucker verrühren.
2 Hähnchenteile in dieser Mischung über Nacht, mindestens aber 2 Stunden im Kühlschrank marinieren.
3 Bei 250 °C 20 Minuten lang backen. Dabei immer wieder mit der Marinade bestreichen.

Senegalesisches Zwiebelhuhn

Zubereitung: 40 Minuten
Garzeit: 1 bis 2 Stunden

Zutaten für 4–6 Personen
1 Poularde • 5 Gemüsezwiebeln • 3 Zitronen
2 Chilischoten • Salz, Pfeffer • 1 Tasse Palmöl

1 Die Poularde in 8 bis 10 Stücke zerteilen.
2 Zwiebeln abziehen und in Ringe schneiden.
3 Zitronen auspressen.
4 Chilis entkernen und in Streifen schneiden.
5 Eine Marinade aus dem Zitronensaft, den Zwiebelringen und den Chilis zubereiten.
6 Fleisch salzen, pfeffern und in der Marinade etwa 2 Stunden ziehen lassen.
7 Die Stücke auf einem Sieb abtropfen lassen, die Marinade auffangen und beiseite stellen.
8 Das Öl erhitzen und Poulardenstücke, Zwiebeln und Chilistreifen darin anbraten.
9 Mit der Marinade und 1 Tasse Wasser ablöschen.
10 Mit Salz und Pfeffer würzen, zugedeckt in 1 bis 2 Stunden bei schwacher Hitze gar kochen.

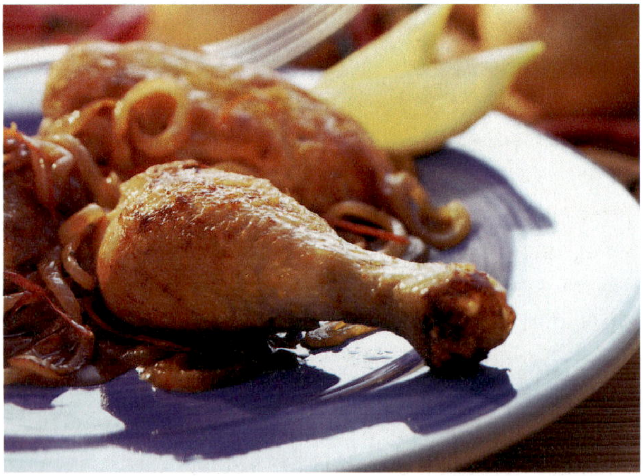

Chili zählt nach Salz zu den beliebtesten Gewürzen der Welt. Es verleiht dem Senegalesischen Zwiebelhuhn eine besonders pikante Note.

Couscous mit Lammfleisch

Zutaten für 4 Personen
400 g Hartweizengrieß (Couscous) • 500 g Lammfleisch (Schulter) • 3 EL Olivenöl • 3 Zwiebeln • 3 Karotten je 1 rote und gelbe Paprikaschote • 2 Zucchini • je 1 TL Zimt, Kreuzkümmel und Koriandersamen • 1 Prise Cayennepfeffer • 1 Bund Koriander • 1 Dose Kichererbsen 4 EL Tomatenmark • Salz, Pfeffer

Zubereitung: 30 Minuten
Garzeit: 30 Minuten

1 Den Couscous auf einem tiefen Teller verteilen und mit etwa 1/2 Liter Salzwasser übergießen.
2 Den Grieß etwas zerreiben und 15 Minuten quellen lassen.
3 Das Fleisch in Würfel schneiden, in heißem Öl anbraten.
4 Die Zwiebeln und die Karotten schälen und klein würfeln. Beides zum Fleisch hinzufügen und alles etwa 10 Minuten garen lassen.
5 Paprika und Zucchini waschen und in Würfel schneiden.
6 Die Gemüsestücke mit den Gewürzen und 3/4 des Korianders zu den sonstigen Zutaten geben und etwa 2 Minuten mitbraten lassen.
7 Die abgetropften Kichererbsen, das Tomatenmark und 3/4 Liter Wasser in den Topf geben, alles aufkochen lassen und mit Salz und Pfeffer abschmecken.
8 Den Couscous im Sieb über den Schmortopf hängen, mit Deckel oder Alufolie abdecken.
9 30 Minuten bei mittlerer Hitze kochen lassen, den Grieß hin und wieder umrühren.
10 Das Couscous auf einer Platte anrichten, den Lammstew kräftig abschmecken und dazu geben, mit dem restlichen fein gewiegten Koriander bestreuen.

Couscous wird hergestellt durch die Weiterverarbeitung von Grieß zu kleinen Kügelchen; es gibt ihn als einfachen und als Vollkorncouscous.

Chinesisches Lamm

Zubereitung:
20 Minuten
Garzeit:
5 Minuten

Zutaten für 4 Personen

500 g Lammfleisch (Schulter) • Salz • 8 EL Öl
6–8 Frühlingszwiebeln • 2 EL Stärkemehl • 1–2 EL Sojasauce • 1 EL Bohnenpaste • Pfeffer aus der Mühle
2 EL Sherry oder Reiswein • 1 EL Essig • 2 TL Sesamöl
1/8 l Fleischbrühe • 4 Knoblauchzehen

1 Das Fleisch in dünne Scheiben schneiden, salzen und mit 2 Esslöffeln Öl beträufeln, 30 Minuten ziehen lassen.
2 Die Frühlingszwiebeln putzen und in Scheiben schneiden.
3 Die Stärke mit 2 Esslöffeln Wasser zu einem Brei verrühren, Sojasauce, Bohnenpaste, Pfeffer, Sherry, Essig, Sesamöl und Fleischbrühe unterrühren.
4 Knoblauchzehen abziehen und sehr fein hacken.
5 Das restliche Öl in der Pfanne erhitzen.
6 Darin den Knoblauch 20 Sekunden lang andünsten, das Fleisch zugeben.
7 Weitere 20 bis 30 Sekunden braten, dann die Frühlingszwiebeln zugeben und noch weitere 20 Sekunden dünsten.
8 Mit der Sauce ablöschen, nochmals erhitzen und sofort servieren.

Lammcurry

Zubereitung:
40 Minuten
Garzeit:
50 Minuten

Zutaten für 4 Personen

500 g Lammfleisch • 6 Knoblauchzehen • 2 Zwiebeln
4 frische Salbeiblätter • 4 EL Olivenöl • 1 EL Currypulver
1 Prise Chilipulver • Salz • 1/4 l Fleischbrühe • je 1 rote und grüne Paprikaschote • 1 EL Kapern aus dem Glas
100 g Sahne • 1 TL Weizenmehl

1 Das Lammfleisch in kleine Streifen schneiden.
2 Knoblauch, Zwiebeln und Salbeiblätter fein wiegen.
3 Zwiebeln in einer Pfanne mit dem Öl glasig andünsten, das Fleisch darin anbraten.
4 Knoblauch, Salbei, Curry, Chili und Salz verrühren. Fleischbrühe dazu gießen und noch 40 Minuten dünsten.
5 In der Zwischenzeit die Paprika waschen, halbieren, in dünne Streifen schneiden.
6 Paprika und Kapern zum Fleisch geben und zusammen noch etwa 5 Minuten dünsten.
7 Sahne und Mehl in einer Tasse verrühren und dazu gießen. Nochmals 5 bis 10 Minuten kochen lassen und servieren.

Als Curry können Sie auch Rindfleisch oder Geflügel zubereiten.

Lamm am Spieß

Zutaten für 6 Personen
1 Lammkeule (ca. 1 kg) • 2 Knoblauchzehen • einige Rosmarinzweige • 3 EL Weinessig (oder Saft von 1 Zitrone) Salz, Pfeffer • einige Salbeiblättchen • etwas Olivenöl

Zubereitung: 30 Minuten, 1 Stunde ziehen lassen
Garzeit: 1 Stunde und 15 Minuten

1 Fleisch waschen und trockentupfen.
2 Knoblauch abziehen und in Scheiben schneiden. Rosmarinzweige in kleine Stücke teilen.
3 Fleisch mit Knoblauch und Rosmarin spicken. Aus Essig, Salz, Pfeffer, Salbei und Olivenöl eine Marinade bereiten.
4 Die Keule in ein großes Gefäß geben, die Marinade darüber gießen und mindestens 1 Stunde ziehen lassen.
5 Das Lamm aus der Marinade nehmen, trockentupfen und auf einen Spieß stecken. Über Holzkohle etwa 75 Minuten grillen.

Hammelragout mit Kichererbsen

Zubereitung: 25 Minuten
Garzeit: 2 Stunden und 15 Minuten

Zutaten für 4–6 Personen

250 g Kichererbsen • 1 kg Hammelkeule (ausgelöst) 250 g Schinkenspeck • 2 EL Olivenöl • 1 Zwiebel 6 Knoblauchzehen • 1 EL Tomatenmark • je 1 Prise Thymian und Majoran • 2 Lorbeerblätter • 1 Glas trockener Weißwein • Salz, Pfeffer • 2 EL Semmelbrösel

1 Die Kichererbsen über Nacht einweichen.

2 Fleisch und Speck in große Würfel schneiden und im Öl anbraten.

3 Die Zwiebel und den Knoblauch abziehen, klein schneiden und mit dem Tomatenmark hinzufügen.

4 Kräuter, Lorbeer und Wein dazu geben und mit Salz und Pfeffer würzen.

5 Bei schwacher Hitze 2 Stunden schmoren lassen, eventuell etwas Wasser hinzufügen.

6 Die Kichererbsen in Salzwasser gar kochen.

7 Wenn sie weich sind, mit dem Ragout vermischen, die Lorbeerblätter entfernen.

8 In eine feuerfeste Form geben und mit den Semmelbröseln überstreuen.

9 Im vorgeheizten Backofen bei 150 °C noch ca. 15 Minuten backen.

Tip
Dazu passt körnig gekochter Reis, aber auch Salzkartoffeln.

Gekräuterte Lammkoteletts

Zubereitung: 20 Minuten, 1 Stunde ziehen lassen
Garzeit: 10 Minuten

Zutaten für 4 Personen

8 Lammkoteletts • 1 Bund Basilikum • 1 Zweig Thymian 1 Zweig Estragon • 1 Zweig Majoran • 1/2 Bund glatte Petersilie • 1 Hand voll Kerbel • 12 Blätter Zitronenmelisse 2 Knoblauchzehen • 6 EL Maiskeimöl • 1 Glas Rotwein Salz, Pfeffer • 1/2 Tasse Fleischbrühe • 1 EL süße Sahne

1 Koteletts waschen und trockentupfen. Alle Kräuter waschen, trockentupfen und nicht zu fein hacken. Knoblauchzehen abziehen, durchpressen und mit den Kräutern in einer Schüssel vermischen.
2 Koteletts auf beiden Seiten mit 2 Eßlöffeln Öl einreiben und in der Kräutermischung wenden. Zudecken und für 1 Stunde kühl stellen.
3 Restliches Öl in einer Pfanne sehr heiß werden lassen, Koteletts darin anbraten und die Hitze schnell reduzieren, damit die Kräuter nicht verbrennen. Wenden und auf der anderen Seite nochmals 2 Minuten bei schwacher Hitze braten.
4 Die Kräuter und den Wein dazu geben und mit Salz und Pfeffer würzen.
5 Lammkoteletts auf einer Platte anrichten und mit Salz und Peffer würzen. Bratenfond mit der Fleischbrühe lösen, Sahne zufügen und die Sauce stark aufkochen lassen. Mit Salz und Pfeffer abschmecken.

Diese Zubereitungsart stammt aus der Provence, dem Land der aromatischen Küche.

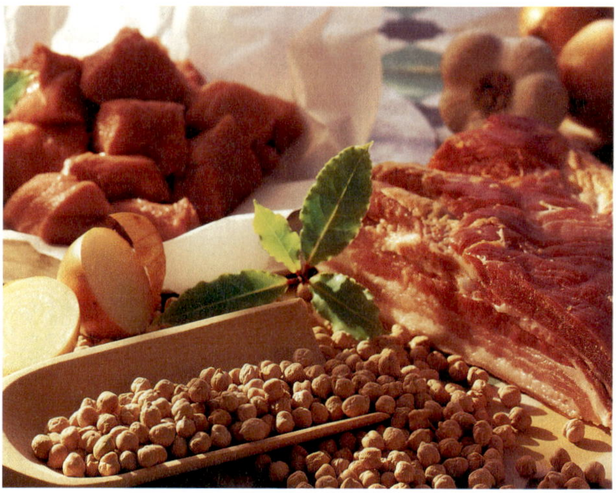

Kichererbsen sind besonders in Indien und arabischen Ländern beliebt. Doch sie eignen sich auch für weniger exotische Gerichte.

Bœuf Bourguignon

Zubereitung: 30 Minuten
Garzeit: 1 Stunde und 40 Minuten

Zutaten für 6 Personen
1 1/2 kg Rindfleisch • 4 EL Olivenöl • 4 Knoblauchzehen
Salz, Pfeffer • 2 EL Mehl • 1 Petersilienwurzel
1 Bund Petersilie • 1 Zweig Thymian • 2 Lorbeerblätter
1 Flasche Burgunderrotwein • 500 g Schalotten
3 Karotten • 500 g Champignons
150 g durchwachsener Speck • 50 g Tomatenmark

1 Das Fleisch säubern, in große Würfel schneiden und im Olivenöl von allen Seiten gut anbräunen.
2 Die Knoblauchzehen abziehen, klein hacken und zum Fleisch geben.
3 Mit Salz und Pfeffer würzen, anschließend mit dem Mehl bestäuben.
4 Die Petersilienwurzel schälen, die Petersilie waschen und abtrocknen, dann beides mit dem Thymian und dem Lorbeer zusammenbinden und in die Bratpfanne zum Rindfleisch geben.
5 Mit dem Rotwein aufgießen und das Ganze zum Kochen bringen.
6 Zugedeckt bei schwacher Hitze 90 Minuten lang kochen lassen.
7 In der Zwischenzeit die Schalotten abziehen und halbieren.
8 Die Karotten putzen, schälen, halbieren und in Scheiben schneiden.
9 Die Pilze putzen, die Stielenden wegschneiden, je nach Größe halbieren oder vierteln.
10 Den Speck würfeln und mit der Schwarte in einer Pfanne mit etwas Öl anbraten.
11 Nach 5 Minuten die Schwarte entfernen, die vorbereiteten Schalotten und Champignons hinzugeben und kurz anbraten.
12 1/2 Tasse Wasser darüber gießen und zugedeckt bei schwacher Hitze 15 Minuten dünsten lassen.

Tip
Diese deftige Spezialität wird noch gehaltvoller und intensiver im Aroma, wenn Sie das gewürfelte Rindfleisch vor der Zubereitung einige Stunden in einer Marinade aus Olivenöl, Pfeffer, Kräutern und Knoblauchzehen gut durchziehen lassen.

13 Salzen und pfeffern, mit dem Tomatenmark verrühren.

14 Alle Zutaten zusammenrühren und das Ganze weitere 10 Minuten schmoren lassen.

15 Zuletzt den Kräuterstrauß entfernen und sofort servieren.

Rindfleisch mit Frühlingszwiebeln

Zutaten für 4 Personen

3 EL Sojasauce • 2 EL Sherry • 1 Prise Zucker • 1 TL Maismehl
1 kleine getrocknete Chilischote • 500 g Rinderlende
2 junge Karotten • 6–8 Frühlingszwiebeln • 3 EL Öl
Salz, Pfeffer

Zubereitung:
30 Minuten
Garzeit:
5 Minuten

1 Sojasauce, Sherry, Zucker, Maismehl und die klein gehackte Chilischote zu einer Marinade verrühren.

2 Das gesäuberte Fleisch in hauchdünne, 1 Zentimeter lange Scheiben schneiden und in die Marinade legen. 10 Minuten ziehen lassen.

3 Die Karotten schälen und in dünne Scheiben schneiden.

4 Die Frühlingszwiebeln putzen. Den weißen Teil in dünne Scheiben schneiden, das Grün in fingerlange Stücke zerteilen.

5 1 Esslöffel Öl stark erhitzen, die Karotten darin 1 Minute lang andünsten und danach wieder herausnehmen.

6 Das restliche Öl dazu gießen und heiß werden lassen, anschließend darin das Fleisch und die Marinade 2 Minuten lang braten.

7 Die Frühlingszwiebeln und die Karotten hinzufügen und alles 1 Minute kross anbraten. Vor dem Servieren noch mit Salz (oder Sojasauce) und Pfeffer sorgfältig abschmecken.

Ochsenschwanzragout

Zubereitung: 30 Minuten
Garzeit: 6 Stunden

Zutaten für 4–6 Personen

2 kg Ochsenschwanz • Salz, Pfeffer • 3 Gemüsezwiebeln 3 Knoblauchzehen • 1 Karotte • 1 Lauchstange • 2 Fleischtomaten • 1 Tasse Olivenöl • 2 Lorbeerblätter • 1 TL Thymian 1 Flasche Rotwein • 1/2 l Madeira • Tomatenmark

Ein aufwändiges Gericht mit einer langen Zubereitungszeit. Die Mühe lohnt sich aber: Der Geschmack des geschmorten Ochsenschwanzes ist ein Erlebnis!

1 Den Ochsenschwanz säubern, anschließend deftig salzen und pfeffern.

2 Zwiebeln, Knoblauch Karotte, Lauch und Tomaten würfeln.

3 Die Fleischstücke in einem großen Bräter in heißem Olivenöl von allen Seiten anbraten.

4 Gemüse und Gewürze hinzufügen und weitere 15 Minuten unter ständigem Wenden braten.

5 2 Tassen Wasser aufgießen und einkochen lassen. Diesen Vorgang 2-mal wiederholen, bis das Gemüse zerkocht ist.

6 Mit dem Rotwein und 2/3 des Madeiras aufgießen und dann in den auf 150 °C vorgeheizten Backofen stellen, zugedeckt 6 Stunden schmoren lassen.

7 Die Ochsenschwanzstücke aus dem Schmorsaft nehmen und die weichen Fleischfasern sorgfältig von Knochen und Fett trennen.

8 Die Sauce durch ein Sieb streichen und auffangen.

9 Die Sauce entfetten, indem Sie 20 Minuten warten, bis das Fett sich absetzt, dann die entstandene Ölschicht vorsichtig abschöpfen.

10 Die entfettete Sauce erneut aufkochen, mit dem verbliebenen Madeira verfeinern und auf die Hälfte einkochen, danach noch mit dem Tomatenmark, Salz und Pfeffer abschmecken.

11 Die Fleischfasern in die Sauce geben und darin erwärmen.

Osso buco

Zutaten für 4 Personen

2 Gemüsezwiebeln • 4 Scheiben Kalbshaxe (5 cm dick) 1 Lauchstange • 1 Aubergine • Salz, Pfeffer • 4 Knoblauchzehen • 1 Bund Petersilie • 2 TL Olivenöl • 1/4 l Rotwein 1 Dose geschälte Tomaten • 2 TL Zitronenschale 2 Sardellenfilets

Zubereitung:
30 Minuten
Garzeit:
2 Stunden und 15 Minuten

1 Die Zwiebeln abziehen und in dünne Ringe schneiden.
2 Das Fleisch waschen und abtrocknen.
3 Den Lauch waschen, abtrocknen und in Ringe schneiden.
4 Die Aubergine waschen, abtrocknen, würfeln und in einem Sieb mit Salz bestreuen. 15 Minuten ziehen lassen, abwaschen und trockentupfen.
5 Den Knoblauch abziehen und klein schneiden.
6 Die Petersilie waschen, abtrocknen und fein wiegen.
7 Das Öl erhitzen und das Fleisch von beiden Seiten kräftig anbraten und herausnehmen.
8 Die Zwiebelringe und den Lauch bei schwacher Hitze 10 Minuten dünsten.
9 Die Hälfte des Knoblauchs und die Aubergine hineinrühren und weitere 5 Minuten dünsten, anschließend mit dem Wein ablöschen.
10 Die Tomaten und das Fleisch hinzugeben, alles aufkochen lassen.
11 Mit Salz und Pfeffer würzen und 2 Stunden bei schwacher Hitze zugedeckt garen lassen.
12 Den Deckel abnehmen und weitergaren lassen, bis die Sauce eingedickt ist.
13 Petersilie, Zitronenschale, den restlichen Knoblauch und die Sardellen fein hacken, zum Osso buco geben und noch 5 Minuten mitziehen lassen.

Tip
Zum Osso buco schmecken Kartoffeln oder Reis genauso gut wie frisches Stangenweißbrot.

Moussaka

Zubereitung:
1 Stunde
Garzeit:
1 Stunde und 45 Minuten

Zutaten für 12 Personen:
3 Auberginen • Salz • 300 g Mehl • 1 Tasse Olivenöl
400 g Butter • 3 Zwiebeln • 3 Knoblauchzehen
1 kg Rinderhackfleisch • 1 Glas Rotwein • 1 Bund Petersilie
4 EL Tomatenmark • 1 TL gemahlener Zimt • Pfeffer
2 Tassen Semmelbrösel • 150 g geriebener Parmesankäse
3/4 l Milch • 1 Prise Muskatnusspulver • 4 Eigelbe

1 Die Auberginen waschen, abtrocknen und in 1 Zentimeter dicke Scheiben schneiden. Salzen und in einem Sieb 2 Stunden schwitzen lassen, danach abwaschen, trockentupfen und in Mehl wenden.

2 Die Hälfte des Öls und 1/4 der Butter erhitzen.

3 Die Auberginen darin langsam goldgelb braten, herausnehmen und auf

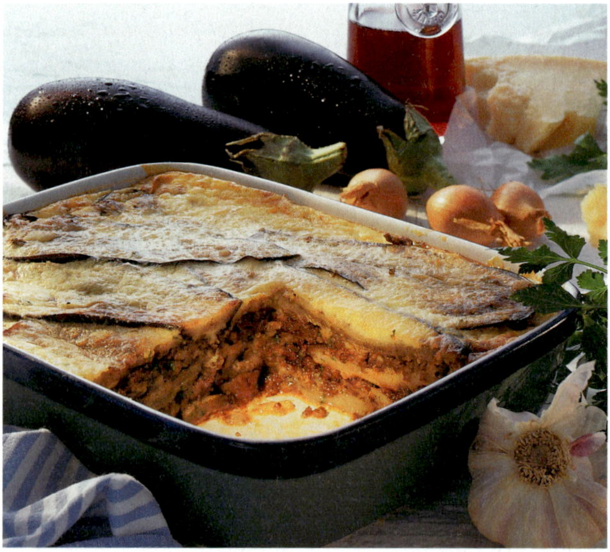

Moussaka, eine Spezialität aus Griechenland, sollte man nicht zu lang aufbewahren, da die Béchamelschicht leicht verdirbt.

Küchenpapier abtropfen lassen. Dabei portionsweise das übrige Öl und etwas Butter in die Pfanne geben.

4 Die Zwiebeln und den Knoblauch abziehen und in feine Würfel hacken.

5 100 Gramm Butter in einer Pfanne schmelzen und Zwiebeln mit Knoblauch darin andünsten.

6 Nach etwa 5 Minuten das Rinderhack zufügen und mitbraten. Unter ständigem Rühren etwa 15 Minuten anbraten, mit Wein ablöschen.

7 Die Petersilie waschen, trocknen, grob hacken und zusammen mit dem Tomatenmark und dem Zimt zum Hackfleisch geben, mit Salz und Pfeffer würzen und vermischen.

8 Bei schwacher Hitze ohne Deckel 30 Minuten kochen lassen, bis fast alle Flüssigkeit verdunstet ist.

9 1 Tasse Semmelbrösel und die Hälfte des Parmesans mit der Fleischmasse vermengen.

10 Béchamelsauce aus Milch, Butter und dem übrigen Mehl herstellen und mit Salz, Pfeffer und Muskat abschmecken.

11 Eigelbe schaumig rühren, die warme Béchamelsauce langsam zugeben und verrühren. Wenn etwa die Hälfte der Sauce in die Eimasse gerührt ist, wird der ganze Rest zugegeben und warm gehalten.

12 Eine große Backform mit Butter einfetten, den Boden mit Semmelbröseln bestreuen.

13 Abwechselnd Auberginen und Fleischsauce aufschichten, mit einer Lage Auberginen abschließen.

14 Béchamelsauce darüber gießen, mit Parmesan und Butterflöckchen bestreuen.

15 Im vorgeheizten Backofen bei 180 °C 1 Stunde backen, bis die oberste Schicht goldbraun ist.

16 Vor dem Servieren die Moussaka leicht abkühlen lassen.

Tip

Da die Zubereitung der Moussaka sehr aufwändig ist, kann man schon am Vortag damit beginnen. Nach dem Garen der Fleischmischung können die Vorbereitungen unterbrochen werden. Lassen Sie das Fleisch kalt werden, schöpfen Sie das Fett ab, und geben Sie die Hälfte der Semmelbrösel und des Käses erst am nächsten Tag zur Mischung.

Griechische Hackfleischwürstchen

Zubereitung: 20 Minuten
Garzeit: 40 Minuten

Zutaten für 4 Personen

1 alte Semmel • 3 Knoblauchzehen • 500 g gemischtes Hackfleisch • 1 Ei • Salz, Pfeffer • 1 TL gemahlener Kümmel 4 EL Olivenöl • 1 große Dose geschälte Tomaten 1 Prise Zucker • 1 TL Thymian

1 Die Semmel zerbröckeln, in Wasser einweichen und mit einer Gabel zerdrücken.
2 Die Knoblauchzehen abziehen und pressen.
3 Das Hackfleisch mit Semmelbröseln, Ei, Knoblauch, Salz, Pfeffer und Kümmel vermischen.
4 Aus diesen Zutaten eine Masse von gleichförmiger Konsistenz herstellen, bei Bedarf noch Semmelbrösel, etwas Wasser oder ein zweites Ei hinzufügen. 10 bis 15 Würstchen ausrollen.
5 Die Fleischwürstchen in heißem Öl von allen Seiten 5 bis 10 Minuten anbraten und aus der Pfanne nehmen.
6 Die geschälten Tomaten in die Pfanne geben, mit Salz, Pfeffer, Zucker und Thymian würzen und das Ganze zugedeckt 30 Minuten leicht kochen lassen.
7 Die Hackfleischwürstchen hinzugeben und bei schwacher Hitze noch ungefähr 10 Minuten schmoren lassen, danach heiß servieren.

Kalbsgulasch mit Salbei

Zubereitung: 20 Minuten
Garzeit: 2 Stunden

Zutaten für 4 Personen

750 g Kalbfleisch • 500 g Tomaten • 4 Knoblauchzehen 5 EL Olivenöl • 6 Salbeiblätter • 1 Glas trockener Weißwein Salz, Pfeffer

1 Das Fleisch waschen, mit Küchenpapier trockentupfen und in Würfel schneiden.
2 Die Tomaten mit siedendem Wasser überbrühen, kalt abschrecken, häuten, zerkleinern.
3 Den Knoblauch abziehen und klein schneiden.
4 Das Öl erhitzen, Knoblauch und Salbei leicht andünsten.
5 Das Fleisch hinzufügen, bei starker Hitze rundherum anbraten.
6 Die Tomaten beigeben und aufkochen lassen. Etwa 15 Minuten unter Rühren eindicken.
7 Mit dem Wein aufgießen, nach Gusto mit Salz und Pfeffer abschmecken, zugedeckt bei schwacher Hitze gar schmoren lassen.

Leber venezianische Art

Zutaten für 4 Personen
500 g weiße Zwiebeln • 1 Bund Petersilie • 2 EL Olivenöl 2 EL Butter • 1/2 Glas Weißwein • 4 große Scheiben Kalbsleber • 4 Salbeiblätter • Salz, Pfeffer

Zubereitung: 10 Minuten
Garzeit: 25 Minuten

1 Die Zwiebeln abziehen und in feine Ringe schneiden.
2 Die Petersilie waschen und fein wiegen.
3 Öl und Butter erhitzen, darin Zwiebeln und Petersilie andünsten.
4 Mit dem Weißwein ablöschen und bei schwacher Hitze 15 Minuten ziehen lassen.
5 Die Leber gut säubern, von Häutchenresten befreien und zusammen mit den Zwiebeln je nach Dicke der Leberscheiben 5 bis 10 Minuten bei mittlerer Hitze dünsten.
6 Die Salbeiblätter waschen, trockentupfen, beifügen und erst kurz vor dem Servieren mit Salz und Pfeffer würzen.

Tip
Sie können die Leber vor der Zubereitung auch einige Zeit in warmes Wasser legen, damit sie sich besser häuten lässt.

Griechisches Zwiebelfleisch

Zubereitung: 15 Minuten
Garzeit: 2 Stunden und 30 Minuten

Zutaten für 4 Personen

1 große Zwiebel • 2 Knoblauchzehen • 750 g Rindfleisch 2 EL Olivenöl • 6 EL Butter • 1 Glas Rotwein • 2 EL Tomatenmark • 1 EL Essig • 2 Lorbeerblätter • je 1 Prise gemahlener Kümmel und Zimt • Salz, Pfeffer • 750 g Perlzwiebeln

1 Zwiebel und Knoblauch klein würfeln.
2 Das Fleisch würfeln.
3 Öl und die Hälfte der Butter im Schmortopf erhitzen.
4 Fleisch, Zwiebel und Knoblauch dazu geben und anbraten.
5 Wein, Tomatenmark und etwas Wasser hinzugeben, bis das Fleisch knapp bedeckt ist.
6 Essig und die Gewürze hinzufügen und zugedeckt bei schwacher Hitze etwa 2 Stunden garen.
7 Die Perlzwiebeln in kochendem Salzwasser blanchieren, abschrecken und gut abtropfen lassen.
8 Die restliche Butter in einer Pfanne erhitzen und die Zwiebeln darin anbräunen.
9 Sobald das Rindfleisch gar ist, die Perlzwiebeln dazu geben.
10 Noch 30 Minuten bei schwacher Hitze garen. Den Topf hin und wieder schwenken, nicht umrühren. Wenn die Zwiebeln gar sind, servieren.

Kaninchen mit Tomaten

Zubereitung: 15 Minuten
Garzeit: 30 Minuten

Zutaten für 4 Personen

1 Kaninchen (ca. 1 1/2 kg) • Salz, Pfeffer • 500 g Tomaten 4 Knoblauchzehen • 2 EL Butter • 1 Kräuterstrauß (Salbei, Rosmarin, Thymian, Lorbeer) • 3 EL Olivenöl • 1 Glas Rotwein • Muskatnuss • 2 EL Pinienkerne

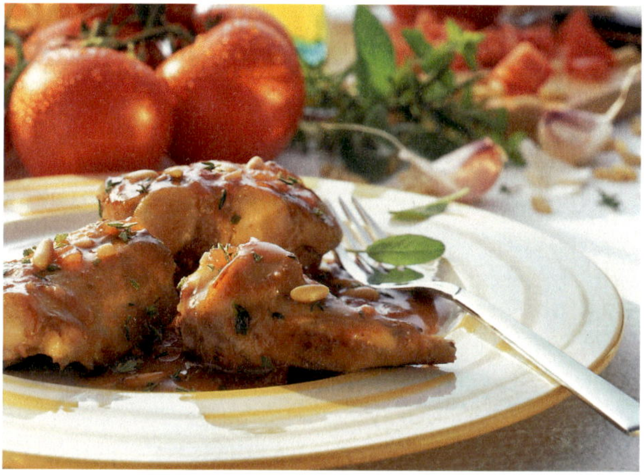

Kaninchenfleisch wird hier zu Lande relativ wenig verzehrt. Im Mittelmeerraum dagegen weiß man die Langohren als Braten schon eher zu schätzen.

1 Das Kaninchen in etwa 10 Stücke teilen, Nieren und Nierenfett auslösen und wegwerfen, Filets und Leber herausschneiden und aufbewahren. Fleischstücke von Knochenresten befreien, salzen und pfeffern.

2 Die Tomaten mit siedendem Wasser überbrühen, abschrecken, häuten und zerkleinern.

3 Den Knoblauch schälen und fein zerschneiden.

4 Die Kaninchenstücke in 1 Esslöffel Butter und dem Öl anbraten. Knoblauch und Kräuterstrauß kurz mitbraten.

5 Mit dem Wein ablöschen, die Flüssigkeit eindicken lassen.

6 Die Tomaten hinzufügen und mit etwas Muskat würzen.

7 Zusammen 30 Minuten schmoren lassen.

8 In einem Pfännchen die Leber und die Filetstücke mit der restlichen Butter 3 bis 5 Minuten von allen Seiten gar braten.

9 In einem zweiten Pfännchen die Pinienkerne ohne Fettzugabe vorsichtig anbräunen.

10 Alle Zutaten zu dem Kaninchen geben und unterrühren.

Eine besonders köstliche und dabei einfache Art, Kaninchenfleisch in ein gelungenes Gericht zu verwandeln.

Kaninchen mit Nusssauce

Zubereitung: 20 Minuten
Garzeit: 1 Stunde und 15 Minuten

Zutaten für 6 Personen

1 Kaninchen (ca. 1 kg) • 1 kleine Zwiebel
6 Knoblauchzehen • 50 g Schinkenspeck • 40 g Butter
etwas Olivenöl • 1 Lorbeerblatt • Salz • 1 Glas Weißwein
Fleischbrühe
Sauce: ca. 8 Walnusskerne, klein gehackt • 1 Hand voll fein gehackte Petersilie • 1 EL frischer Rosmarin • 1/2 abgeriebene unbehandelte Zitronenschale

Variante
Statt Fleischbrühe können Sie auch 400 Gramm pürierte Tomaten zum Fleisch geben.

1 Das Kaninchen in Stücke zerlegen, Leber und Nieren beiseite legen.

2 Zwiebel und Knoblauchzehen abziehen und zusammen mit dem Schinkenspeck klein hacken.

3 Die Zwiebel bei schwacher Hitze in einem Terrakottatopf oder einem anderen schweren Topf in Butter und etwas Öl glasig dünsten. Knoblauch und Schinkenspeck hinzufügen und einige Minuten mitdünsten.

4 Das Fleisch hinzugeben und von allen Seiten kräftig anbraten.

5 Das Lorbeerblatt hinzufügen, salzen, mit dem Wein begießen und auf niedriger Stufe zugedeckt gut 15 Minuten schmoren lassen, bis der Wein völlig eingekocht ist.

6 1 Schöpflöffel Brühe sowie Leber und Nieren hinzufügen. Das Kaninchen nochmals 40 bis 50 Minuten bei schwacher Hitze weiterkochen lassen.

7 Inzwischen alle Zutaten für die Sauce vermischen, kurz vor Ende der Garzeit in einen Topf geben und noch einige Minuten mitkochen lassen.

8 Leber und Nieren extra servieren oder im Mixer pürieren und unter die Sauce mischen.

Kaninchen auf sizilianische Art

Zutaten für 6 Personen
1 Kaninchen (ca. 1 kg)
Marinade: 2 Gläser Rotwein • 1 Zwiebel • 2 Gewürznelken
1 Bund Petersilie • 1 Lorbeerblatt • 1–2 Salbeiblätter
einige Pfefferkörner • 2 Knoblauchzehen
Sauce: 1/2 Zwiebel • 50 g Schinkenspeck • 50 g Pinienkerne
etwas Olivenöl • Mehl zum Wenden • 1 Lorbeerblatt
Salz, Pfeffer • 50 g Sultaninen • heiße Fleischbrühe
2 EL Zucker • 1 Gläschen Essig

Zubereitung:
30 Minuten
Garzeit:
1 Stunde und 15 Minuten

1 Das Kaninchen in Stücke schneiden und in eine Schüssel geben. Alle Zutaten für die Marinade in einen Topf geben, aufkochen lassen und über das Kaninchen gießen. Mehrere Stunden in der Marinade ziehen lassen.

2 Zwiebel und Schinkenspeck klein hacken, mit den Pinienkernen in Öl andünsten.

3 Fleisch aus der Marinade nehmen, trocknen, in Mehl wenden und im Topf von allen Seiten scharf anbraten. Hitze reduzieren, Lorbeerblatt, Salz, Pfeffer und Sultaninen hinzufügen, 1 Minute schmoren lassen.

4 Marinade abseihen und über das Kaninchen gießen. Bei schwacher Hitze zugedeckt etwa 30 Minuten schmoren lassen, bis die Flüssigkeit völlig eingekocht ist.

5 1 bis 2 Schöpflöffel Brühe hinzufügen und das Fleisch noch 40 Minuten kochen lassen.

6 Kurz vor Ende der Garzeit Zucker in einer Pfanne karamellisieren lassen, bis er hellgelb ist. Essig hinzufügen, kurz einkochen lassen und die Mischung über das Kaninchen gießen. Sauce noch etwas einkochen lassen und das Kaninchen heiß servieren.

Diese Art der Zubereitung ist besonders schmackhaft, weil der zarte Geschmack des Kaninchens trotz der reichhaltigen Gewürze erhalten bleibt.

Schweinegeschnetzeltes Hongkong

Zubereitung: 20 Minuten
Garzeit: 20 Minuten

Zutaten für 2 Personen

300 g Schweineschnitzel • 2 TL Maisstärke • etwas Zucker
1 EL Sojasauce • 1 EL Erdnussöl • 2 Knoblauchzehen
80 g grüner Paprika • 80 g Karotten • 80 g Brokkoli
80 g Bambussprossen • 80 g Naturreis • etwas Ingwer
200 ml Wasser • Jodsalz, Pfeffer aus der Mühle

1 Das Fleisch in Streifen schneiden, mit Stärke, Zucker und 1 Teelöffel Sojasauce vermischen. 1/2 Esslöffel Erdnussöl in einem Wok erhitzen und die abgezogenen Knoblauchzehen darin dünsten.

2 Den Paprika putzen und in Ringe schneiden. Die Karotten schälen und in Stifte schneiden. Mit den Brokkoliröschen in die Pfanne geben und unter ständigem Rühren kurz anbraten.

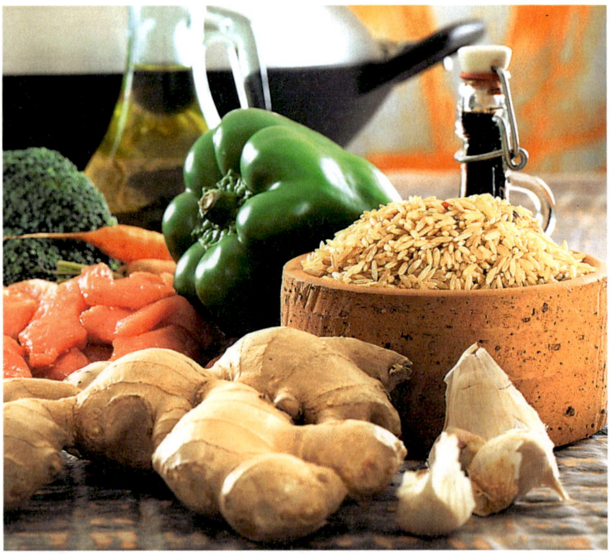

Wenn Sie dieses Gericht für mehrere Personen zubereiten wollen, braten Sie die größere Menge Fleisch am besten portionsweise im Wok an.

3 Die klein geschnittenen Bambussprossen hinzufügen und alles unter Rühren kurz weiterbraten. Gemüse herausnehmen und beiseite stellen.
4 In der Zwischenzeit den Reis im Wasser garen.
5 Das Fleisch in der Pfanne so lange braten, bis es fast gar ist. Mit Ingwer würzen.
6 Wasser, Salz, Pfeffer und noch etwas Sojasauce verrühren, zum Fleisch geben und umrühren. Das Gemüse hinzufügen, einmal aufkochen und sofort mit dem Reis servieren.

Toskanischer Schweinebraten

Zutaten für 6 Personen
1 kg Kartoffeln • 6 Knoblauchzehen • 6 Zweige Rosmarin
3 EL Olivenöl • 1 1/2 kg Schweinerollbraten • Salz, Pfeffer

Zubereitung: 30 Minuten
Garzeit: 2 Stunden

1 Kartoffeln schälen und vierteln. Knoblauch abziehen und pressen.
2 Rosmarin waschen, die Blätter von 1 Zweig abstreifen und im Mörser zerreiben, Knoblauch und die Hälfte des Öls untermischen.
3 Das Fleisch säubern und in gleichmäßigen Abständen kleine Schnitte anbringen.
4 Die Knoblauch-Rosmarin-Mischung hineinreiben. Den Braten mit Salz, Pfeffer und der übrigen Kräutermischung einreiben, die Rosmarinzweige herumwickeln.
5 In einem Schmortopf im restlichen Öl von allen Seiten anbraten.
6 Kartoffeln mit 1 Tasse Wasser dazu geben und den gut verschlossenen Topf in den vorgeheizten Backofen stellen.
7 Etwa 2 Stunden gar schmoren, die letzten 30 Minuten ohne Deckel bräunen lassen.

Eine würzig-pikante Variante zum Thema »Schweinebraten«, wenn Sie sich mal wieder so richtig satt essen wollen.

Impressum

Originalausgabe © MIIM Südwest Verlag, München. Der Südwest Verlag ist ein Unternehmen der Verlagsgruppe Random House GmbH, München.

Copyright © 2005 für die genehmigte Sonderausgabe: Bellavista, ein Imprint der Verlag Karl Müller GmbH, Köln.

Redaktion: Sidhi Schade
Projektleitung: Dr. Alex Klubertanz
Redaktionsleitung und medizinische Fachberatung: Dr. med. Christiane Lentz
Bildredaktion: Ute Schoenenburg
Produktion: Manfred Metzger
Layout: Wolfgang Lehner

Für diese Ausgabe:
Redaktion: Martina Rözel
Herstellung: Tara Tobias Moritzen
Umschlaggestaltung: Peter Udo Pinzer, Eppstein
Titelbild: © FoodPhotogr. Eising/ www.stockfood.com
Reproduktion: Jung Medienpartner, Limburg
Druck und Bindung: EuroGrafica, Marano

Printed in Italy

ISBN 3-8336-0455-7
www.bellavista-verlag.de

Über die Autoren

Dr. med. Christiane Lentz ist Ärztin und Medizinjournalistin. Als Autorin und Redakteurin etlicher Fachbücher, vor allem in den Bereichen Ernährung und sanfte Heilmethoden, ist es ihr Interesse, medizinische Sachverhalte verständlich darzustellen, ohne die Grundlagen wissenschaftlicher Arbeit zu verlassen.

Dr. Alex Klubertanz ist Germanist und Wissenschaftstheoretiker und war zehn Jahre als Koch und Wirt tätig. Heute arbeitet er als Redakteur in den Bereichen Gesundheit, Ernährung und Naturwissenschaft.

Literatur

Dittrich, Kathi/Leitzmann, Claus: Bioaktive Substanzen. Trias Verlag. Stuttgart 1996

Koch, Heinrich/Hahn, Gottfried: Knoblauch. Urban und Schwarzenberg Verlag. München 1988

Oberbeil, Klaus/Lentz, Christiane: Obst und Gemüse als Medizin. Südwest Verlag. 3. Auflage, München 1997

Watzl, Bernhard/Leitzmann, Claus: Bioaktive Substanzen in Lebensmitteln. Hippokrates Verlag. Stuttgart 1995

Zittlau, Jörg/Kriegisch, Norbert: Das große Buch der gesunden Ernährung. Südwest Verlag. München 1997

Hinweis

Das vorliegende Buch ist sorgfältig erarbeitet worden. Dennoch erfolgen alle Angaben ohne Gewähr. Weder Autoren noch Verlag können für eventuelle Nachteile oder Schäden, die aus den im Buch gemachten praktischen Hinweisen resultieren, eine Haftung übernehmen.

Bildnachweis

AKG, Berlin: 8 (Erich Lessing); Albrecht Dirk, Meinerzhagen: 46, 53, 91, 100, 124; Bilderberg, Hamburg: 1 (Wolfgang Kunz); Kerth Ulrich, München: 36; Südwest Verlag, München: 4 (Archiv), 14, 18 (Claudia Rehm), 29 (Michael Nagy), 30, 72 (Karl Newedel), 38, 41, 56, 59, 64, 77, 83, 86, 97, 103, 106, 111, 116, 121 (Peter Rees), 92 (Heino Banderob)

Sachregister

Rezepteregister